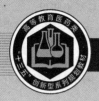

高等教育医药类"十三五"创新型系列规划教材

黑龙江省"十四五"普通高等教育本科规划教材

药物化学实验

赵 宏　陈毅平　主编

化学工业出版社

·北京·

内容提要

  《药物化学实验》全书由两章组成：第一章为药物化学实验的实验室工作规则与基本知识；第二章为药物化学实验。第二章精选了 30 个药物化学实验，其中实验一～实验五为基础性实验，使学生了解典型药物一般鉴定方法；实验六～实验二十二为综合性实验，旨在通过典型药物的合成方法，使学生掌握现代科学实验方法、药物合成原理、有机化学实验基本操作技能；实验二十三～实验三十为设计性实验，通过设计性实验的训练，引导学生独立完成文献查阅、合成路线及基本实验操作设计等，继续巩固和提高有机合成药物的基本操作技能，训练其科学思维，为学生进入药物化学研究工作奠定基础。

  《药物化学实验》可作为高等医药院校和综合性院校药学、制药工程、生物制药等专业的实验教材，也可供其他药学相关专业师生参考。

图书在版编目（CIP）数据

  药物化学实验/赵宏，陈毅平主编. —北京：化学工业出版社，2020.7（2025.1 重印）

  高等教育医药类"十三五"创新型系列规划教材

  ISBN 978-7-122-36714-3

  Ⅰ.①药… Ⅱ.①赵…②陈… Ⅲ.①药物化学-化学实验-高等学校-教材 Ⅳ.①R914-33

  中国版本图书馆 CIP 数据核字（2020）第 082183 号

责任编辑：褚红喜 甘九林 宋林青		文字编辑：朱 允 陈小滔
责任校对：李雨晴		装帧设计：关 飞

出版发行：化学工业出版社（北京市东城区青年湖南街 13 号 邮政编码 100011）
印 装：三河市双峰印刷装订有限公司
787mm×1092mm 1/16 印张 7½ 字数 182 千字 2025 年 1 月北京第 1 版第 7 次印刷

购书咨询：010-64518888   售后服务：010-64518899
网 址：http://www.cip.com.cn
凡购买本书，如有缺损质量问题，本社销售中心负责调换。

定 价：25.00 元

《药物化学实验》编写组

主编：赵　宏　陈毅平

编者（按姓氏笔画为序）：

卜　明　齐齐哈尔医学院

王宇亮　佳木斯大学

阳春苗　广西中医药大学赛恩斯新医药学院

张　艳　湖北医药学院

张振伟　广西中医药大学

余海峰　湖北科技学院

陈毅平　广西中医药大学

赵　宏　佳木斯大学

彭小芝　湖北中医药大学

游桂荣　山东第一医科大学

前 言

　　《药物化学实验》围绕教育部药学类专业本科教育和人才培养的目标要求编写而成，旨在突出药学类、制药工程类、生物制药类专业特色，明确学习目标和学习重点，强调理论和实际相结合，以期培养高素质药学复合型人才，满足医药行业对人才（特别是行业领域中的服务人才）知识结构的需求。药物化学是一门多学科高度综合交叉的学科，而药物化学实验是药物化学学习的一门实验性学科。通过实验教学，可以让学生综合运用前期课程的基本知识和操作技能，掌握现代科学实验方法、药物合成原理、有机化学实验基本操作技能，通过典型药物的合成方法，继续巩固和提高有机合成药物的基本操作技能；与《中华人民共和国药典》（2020 版）紧密结合，使学生了解影响药物质量的因素与关键检查项；进一步培养学生理论联系实际的作风，实事求是、严格认真的科学态度，分析和解决实际问题的能力，以及良好的科研习惯。

　　此外，《药物化学实验》在综合性实验基础上加入了大量设计性实验，旨在引导学生独立完成文献查阅、合成路线及基本实验操作设计等。通过设计性实验的训练，模拟药学科学研究中的药物合成过程，培养学生科研意识、创新精神和独立工作的能力，以及运用药物化学理论及有关基础与专业知识去解决实际问题的能力，为今后从事药物合成、新药研究和开展临床药物试验等工作奠定基础。

　　《药物化学实验》是来自佳木斯大学、广西中医药大学、湖北中医药大学、山东第一医科大学、齐齐哈尔医学院、湖北医药学院、湖北科技学院等的多位药物化学实验教学一线的教师们集体智慧的结晶，在此对各位编者的辛苦劳作表示感谢，感谢化学工业出版社对本教材出版给予的指导。由于精力有限，书稿中难免有疏漏之处，希望广大师生在使用过程中提出宝贵意见，以利于我们再版时修正和不断提高。

《药物化学实验》编写组
2020 年 2 月

目 录

第一章

药物化学实验的实验室工作规则与基本知识

第一节　实验室工作规则

　　药物化学实验是药物化学教学的重要组成部分，通过实验教学，不仅可使学生理解药物化学的基本理论和基本方法，掌握药学专业所需的基本化学操作技能，更重要的是培养学生独立进行科学实验的能力以及综合分析问题和解决问题的能力，使学生在科学方法上得到初步的训练，养成严谨求实的科学态度和耐心细致的工作作风。

　　掌握常压蒸馏、减压蒸馏、水蒸气蒸馏、重结晶、萃取、升华、色谱等分离技术；掌握熔点、沸点、折射率、旋光度等物理常数的测定方法，进一步理解和巩固各类有机化合物的结构、性质和鉴别方法；熟悉常见有机化合物和药物合成的反应原理、条件控制、产物纯化手段和鉴定方法。在已具备基本实验技能的前提下，通过综合性、设计性实验，全面了解药物的基本制备流程，掌握药物制备的相关原理和操作技术。

　　要达到上述目的，需要学生做到以下几点：

　　① 在实验前应认真预习实验内容，明确实验目的、实验原理和注意事项等，熟悉实验操作过程，安排好实验计划及各项准备工作。

　　② 进入实验室后，首先应检查仪器是否完好，使用时应小心谨慎，避免损坏；出现故障应及时报告。

　　③ 在实验过程中，要严格按照实验方法进行操作，不能随意改变操作方法和试剂用量。

　　④ 实验中要认真操作，细心观察，如实准确地记录实验数据；要勤于思考，善于发现和解决实验中出现的问题。

　　⑤ 实验中要保持安静和清洁。不得在实验室大声喧哗和随意走动。进行实验时要做到整洁有序，桌面、抽屉、水槽、地面、仪器等要保持干净，火柴梗、废纸等应放入垃圾桶中，绝不能丢入水槽或下水道，以免堵塞。

　　⑥ 实验完毕，应将仪器洗涤干净，并按要求摆放；要及时上交实验报告。

　　⑦ 做实验的同学要轮流值日。其职责是整理仪器，打扫实验室，检查水、电、气，关

好门窗等。

一、实验室安全规则

药物化学实验需要使用各种试剂及仪器设备。不少试剂是易燃易爆或具有一定毒性的物质。不熟悉试剂和仪器性能、违反操作规程或麻痹大意，可能会发生中毒、火灾、爆炸、触电、割伤或仪器设备损坏等事故。为预防事故发生和正确处理危险事故，应熟悉实验室安全的基本知识。

① 预习实验时，应了解所用仪器的性能和药品性质，对实验可能出现的安全事故进行预测，制定出预防和事故处理的措施。

② 实验开始前，应检查仪器是否完好无损，安装是否稳妥，装置是否漏气等，在确保安全的情况下方可进行实验。

③ 实验进行时，不得擅自离开岗位，要注意观察实验的进行情况。

④ 当进行可能发生危险的实验时，要根据实验情况采取必要的安全措施，如戴防护眼镜、面罩或橡皮手套等。

⑤ 使用易燃易爆试剂时，应远离火源。

⑥ 实验试剂不得入口。严禁在实验室内吸烟或饮食，严禁把餐具带进实验室，更不能把实验器皿当作餐具。实验结束后要漱口、洗手。

⑦ 要熟悉灭火器材、砂箱以及急救药箱等的放置地点和使用方法，并妥善爱护。安全用具和急救药箱不能移作他用。

⑧ 一旦发生事故，要及时报告指导教师，并在教师指导下进行妥善处理。

二、实验室意外事故的处理

1. 玻璃割伤

药物化学实验中最常见的外伤是由玻璃仪器破碎引发的。使用玻璃仪器时，要轻拿轻放，不能对玻璃仪器的任何部位施加过度的压力。安装玻璃仪器时，最好用布包裹；往玻璃管上连接橡皮管时，最好用水浸湿橡皮管的内口。若发生割伤，应先将伤口处的玻璃碎片取出，再用生理盐水将伤口洗净，轻伤可用创可贴，伤口较大时，用纱布包好伤口送至医院治疗。若割破血管，流血不止，应先止血。具体方法是：在伤口上 5~10cm 处用绷带或用双手掐住，尽快送至医院救治。

2. 试剂灼伤

试剂灼伤是由操作者的皮肤触及腐蚀性化学试剂所致。这些试剂包括：强酸类，特别是氢氟酸及其盐类；强碱类，如碱金属的氢化物、氢氧化物等；氧化剂类，如浓过氧化氢、过硫酸盐等；还有如溴、钾、钠等某些单质。为防止试剂灼伤，取用危险试剂时，必须戴橡皮手套和防护眼镜。试剂灼伤时，要根据试剂性质及灼伤程度采取相应措施：被碱灼伤时，先用大量水冲洗，再用1%~2%乙酸或饱和硼酸溶液冲洗，然后用水洗净后涂上烫伤膏；被酸灼伤时先用大量水冲洗，然后用1%~2%碳酸氢钠溶液冲洗，最后涂上烫伤膏；被溴灼伤时应立即用大量水冲洗，再用酒精擦洗或用2%硫代硫酸钠溶液洗至灼伤处呈白色，然后涂上甘油或鱼肝油软膏；被金属钠灼伤时，先将可见的钠块用镊子取走，再用乙醇擦洗，然后用水冲洗，最后涂上烫伤膏。以上这些化学物质一旦溅入眼睛（金属钠除外）中，应立即用大量水冲洗并及时去医院治疗。

3．防火防爆与灭火

实验室常见的易燃易爆物包括：苯、甲苯、乙醇、石油醚、丙酮等易燃液体；钾、钠等易燃易爆固体；硝酸铵、硝酸钾、高氯酸、过氧化钠、过氧化氢、过氧化二苯甲酰等强氧化剂；氢气、乙炔等可燃性气体等。某些化合物在受热或受到碰撞时容易发生爆炸，如过氧化物、芳香族多硝基化合物等。含过氧化物的乙醚在蒸馏时也有爆炸的危险。乙醇和浓硝酸混合在一起，会引起极强烈的爆炸。易爆物质在与有机物、金属或水混合时，极易发生爆炸，尤其是氧化物，如浓硝酸、高氯酸和过氧化氢，必须特别注意。混合发生爆炸的有：金属钠/钾＋水、硝酸铵＋锌粉＋水、硝酸铵＋酯类、硝酸盐＋氯化亚锡、硝酸＋镁/碘化氢、过氧化物＋铝＋水、高锰酸钾＋甘油等。一些气体物质的蒸气与空气或氧气混合时，会形成易爆炸混合物，当达到其爆炸极限时，即会引起爆炸，如 H_2、CH_4、NH_3、CO、乙醚等。

为防止火灾和爆炸事故的发生，需要注意以下几点：

① 热源附近严禁放置易燃物。严禁用一只酒精灯点燃另一只酒精灯。加热设备使用完毕时，必须立即关闭。不能用敞口容器加热和存放易燃、易挥发的试剂。倾倒或使用易燃试剂时，必须远离明火，最好在通风橱中进行。蒸发、蒸馏易燃液体时，不许使用明火直接加热，应根据沸点高低选用水浴、油浴或砂浴等加热。在蒸发、蒸馏易燃液体过程中，要经常检查实验装置是否破损，是否被堵塞，如发现破损或堵塞应停止加热，将危险排除后再继续进行实验。要注意，常压蒸馏不能形成密闭系统，减压蒸馏不能用平底烧瓶、锥形瓶、薄壁试管等不耐压容器作为接收瓶或反应器。反应过于猛烈时，应适当控制加料速度和反应温度，必要时采取冷却措施。易燃易爆物若不慎外洒，必须迅速清扫干净，并注意室内通风换气。易燃易爆废物，不得倒入废液缸和垃圾桶内，应专门回收处理。

② 实验室起火或爆炸时，要立即切断电源，打开窗户，移走易燃物，然后根据起火或爆炸原因及火势情况采取正确方法灭火。地面或实验台着火，若火势不大，可用湿抹布或砂土扑灭。反应器内着火，可用灭火器或湿抹布盖住瓶口灭火。有机溶剂和油脂类物质着火，当火势小时，可用湿抹布或砂土灭火，或撒上干燥的碳酸氢钠粉末灭火；当火势大时，必须用灭火器灭火。电器设备起火时，应立即切断电源，用二氧化碳灭火器或四氯化碳灭火器灭火。由于四氯化碳蒸气有毒，故应在空气流通的情况下使用。衣服着火，切勿奔跑，应迅速脱掉衣服，用水浇灭；若火势过猛，应就地卧倒打滚灭火，或迅速以大量水扑灭。一旦发生烧伤，应立即用冷水冲洗、浸泡或湿敷受伤部位。如伤势较轻，涂上苦味酸或烫伤软膏即可；如伤势较重，应立即送至医院治疗。

灭火器分二氧化碳灭火器、泡沫灭火器、四氯化碳灭火器、干粉灭火器等几种。二氧化碳灭火器是化学实验室最常用的灭火器，使用时，一手提灭火器，一手握在二氧化碳喇叭筒的把手上，打开开关，二氧化碳即可喷出。二氧化碳灭火器，灭火后危害小，特别适用于油脂、电器及其它较贵重的仪器着火时灭火。泡沫灭火器适用于扑灭油类着火，但污染严重，事后处理麻烦。四氯化碳灭火器适用于扑灭电器设备，小范围的汽油、丙酮等的着火，不能用于扑灭活泼金属钾、钠的着火。干粉灭火器的主要成分是碳酸氢钠等盐类物质，适用于油类、可燃性气体、电器设备、精密仪器、图书文件等物品的初期火灾。

4．安全用电

使用电器时，应防止人体与金属导电部分直接接触，不能用湿手或手握湿的物体接触电源插头。实验后应先关闭仪器开关，再将电源插头拔下。实验中如有手麻等漏电情况发生，应立即报告指导教师。

5. 防中毒

化学实验所涉及的物质大部分具有毒性，应当掌握其使用规则和防护措施，在充分利用其开展实验的同时，要避免影响身体健康或造成严重损害。

① Br_2、Cl_2、F_2、HBr、HCl、HF、SO_2、H_2S、$COCl_2$、NH_3、NO_2、PH_3、HCN、CO、O_3 和 BF_3 等均为有毒气体，具有窒息性或刺激性。

② 强酸和强碱均会刺激皮肤，有腐蚀作用，会造成化学烧伤。

③ 无机氰化物、As_2O_3 等砷化物、$HgCl_2$ 等可溶性汞化物为高毒性物质。大部分有机化合物，如苯、甲醇、CS_2 等有机溶剂，芳香硝基化合物，苯酚，硫酸二甲酯，苯胺及其衍生物等，均有较强的毒性。

为避免中毒，操作中注意以下事项：只要实验允许，应选用毒性较低的溶剂，如石油醚、丙酮、乙醚等。进行有毒物质实验时，要在通风橱内进行，并保持室内良好通风。鉴别气体气味时，可用手轻轻将少量气流扇向鼻孔，切勿直接俯嗅所产生的气体。使用强腐蚀性试剂，如浓酸、浓碱，应谨慎操作，不要溅到衣服或皮肤上，取用这些试剂时应尽量戴橡皮手套和防护眼镜，尽量避免手与有毒试剂直接接触。用移液管吸取时，必须用洗耳球操作。实验操作的任何时候都不得将瓶口对着人的脸部，以防由于气体、液体等冲出造成人体伤害。实验过程中如发现头晕、无力、呼吸困难等症状，应立刻离开实验室，必要时应到医院就诊。

三、实验室"三废"处理

药物化学实验室不可避免会产生某些有毒的气体、液体、废渣等实验废弃物。如果直接排出就可能污染周围的空气和水源，造成环境污染，损害人体健康。因此对废液、废气和废渣都要经过一定的处理后，才能排放。以下为化学实验常用废弃物的处理方法。

1. 废气

产生少量有毒气体的实验应在通风橱中进行，通过排风设备将少量毒气排到室外，产生毒气量较大的实验必须有吸收或处理装置。

(1) 溶液吸附法　它是用适当的液体吸收剂处理废气，除去其中有害气体的方法。常用的液体吸收剂有水、碱性溶液、酸性溶液、氧化剂溶液和有机溶液，它们可用于净化含有 SO_2、NO_x、HF、SiF_4、HCl、NH_3、汞蒸气、酸雾和各种有机蒸气的废气。

(2) 固体吸收法　它是将废气与固体吸收剂接触，使废气中的污染物吸附在固体表面，从而分离除去废气中污染物的方法。此方法主要用于净化废气中低浓度的污染物。如活性炭可吸收大多数常见的无机及有机气体；硅藻土可选择性吸收 H_2S、SO_2、HF 及汞蒸气；分子筛可选择性吸收 NO_x、CS_2、H_2S、NH_3 等。

2. 废液

(1) 汞　不慎打破温度计，大多数汞可以用一次性注射器收集起来；散落到地面、实验桌面上的汞，可以撒上硫黄粉，再清扫干净。

(2) 重金属及其盐　可加碱或硫化钠使其形成氢氧化物或硫化物沉淀，过滤分离出沉淀。

(3) 失效的铬酸洗液　用高锰酸钾氧化后可循环使用。

（4）含氰化物的废液　倒入碱性亚铁盐溶液中，使其转化为亚铁氰化物盐类，再做废液集中处理。

（5）废酸、废碱　在实验室中设立废酸回收罐和废碱回收罐，分别进行中和处理。

（6）有机溶剂　用完的有机溶剂倒入容器中，定期进行蒸馏回收。对于不能回收的有机溶剂应用适当的方法进行无害化处理。

3．废渣

化学实验室废渣主要为实验剩余的固体原料、固体生成物、废纸、碎玻璃仪器等。对于固体原料，无论剩余多少一律回收。对于固体生成物，尽量综合利用，不能利用的，回收后要进行无毒化处理。处理有毒废渣、有毒废液生成的沉淀和已处理的固体有毒药品，要小心放入废品瓶中，统一处理。对有毒杂物，要放入指定的垃圾桶，集中后倒入指定地点。

（游桂荣　山东第一医科大学）

第二节　基本知识

一、玻璃仪器的洗涤

玻璃仪器的清洁是做好实验的重要保证之一。要养成"用后即洗"的习惯，因为有些残留在烧瓶里的残渣随着时间的推延会侵蚀玻璃表面，洗涤工作拖延越久，残渣和玻璃的这种相互作用就越严重。因此，用完的仪器应及时清洗，否则就会给洗涤工作带来很多困难，拖延时间越长，洗涤越困难，而且影响下一次实验使用。

一般性玻璃仪器清洗，先用自来水冲洗，然后用毛刷浸湿，蘸取去污粉或洗衣粉进行洗刷，除去壁上污物。

对于一些难以去除的污物，可根据其性质采用不同的方法去除：若是酸性或碱性残渣，可用碱液或酸液来处理；若是可溶于某种有机溶剂（如丙酮等）的残渣，则用这种有机溶剂将残渣溶解；对于玻璃壁上不易清洗的污物，则将仪器浸在洗液缸或碱缸中浸泡。

用于精制产品或有机分析实验的玻璃仪器，洗涤干净后，还需用蒸馏水淋洗 2～3 次。若临时急需干燥的仪器，可用少量丙酮或乙醇荡洗（荡洗后的溶剂必须回收），然后吹干。

最后，将洗净的仪器用蒸馏水冲洗。玻璃仪器的干燥可采取自然晾干，或用电吹风、气流烘干器、烘箱等烘干。洗净仪器的器壁应清洁透明，不留污物，不现油渍，不挂水珠。

二、试剂的取用和称量

在称取试剂前，首先应注意对照和验证标签上试剂的名称与规格，然后根据试剂的性状，选用合适的称取方法。

在常量制备实验中，可用一般的托盘天平（精度：0.1g）称量。半微量制备时，托盘天平的灵敏度达不到要求，这时可使用扭力天平（精度：0.01g）进行称重。进行有机定量分析实验时，要用分析天平（精度：0.0001g）进行称重。

1. 固体试剂的取用和称量

固体试剂称重时，可以用玻璃容器或称量纸进行。易吸潮的试剂可选用干燥的称量瓶（带盖）迅速称取。

2. 液体试剂的取用和称量

一般的液体试剂可用量筒量取或采用称重的方法称取。当需要少量取用时，可用移液管或滴定管量取。具有刺激性气味或易挥发的液体，需在通风橱（毒气柜）中量取。

三、常用实验装置

1. 回流装置

回流装置如图 1-1 所示。其中图 1-1(a) 是一般的回流装置，若需防潮，可在冷凝管顶端装入氯化钙干燥管；若反应过程中有刺激性气体（如二氧化硫、氯化氢等）产生，可用图 1-1(b) 带有气体吸收的装置。

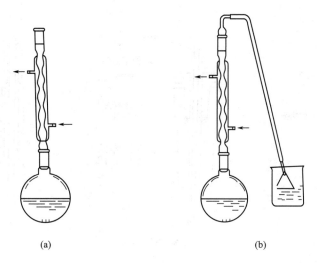

图 1-1　回流装置

回流反应的加热方式可根据具体情况选用水浴、油浴、电热套等。

2. 搅拌装置

搅拌装置如图 1-2 所示。反应过程中进行搅拌，可避免容器内局部过浓过热而导致其它副反应的产生或有机化合物的分解，并可缩短反应时间，提高产率。图 1-2(a) 是可以同时进行搅拌、回流、加料的装置；图 1-2(b) 还可同时监测反应液的温度（如用四颈瓶可免去 Y 形管）。

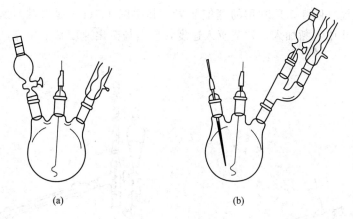

图 1-2　搅拌装置

若反应过程中需要密封，常用的密封装置如图 1-3 所示。图 1-3(a) 的装置比较简便，但如果装置不妥当或操作不慎，容易损坏磨口套管。图 1-3(b) 是聚四氟乙烯制成的搅拌密封塞，它由螺旋盖、硅橡胶密封垫圈和标准口塞组成。标准口塞有不同型号，可与各种标准口玻璃仪器匹配，使用方便可靠，但价格较贵。图 1-3(c) 是一种液封装置，常用液体石蜡（或其它惰性液体）进行密封。

在进行搅拌反应时，可根据需要选择不同形状的搅拌棒或磁力搅拌子。常用的搅拌棒如图 1-4 所示。

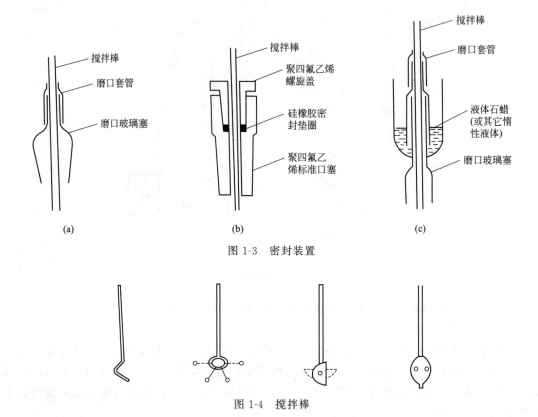

图 1-3　密封装置

图 1-4　搅拌棒

3. 蒸馏装置

（1）常压蒸馏　图 1-5 是常用的蒸馏装置，其中图 1-5（b）是蒸除较大量溶剂的装置，溶剂可从滴液漏斗中不断加入，调节滴入速度，使之与蒸出速度基本相等，可避免使用较大的蒸馏瓶。

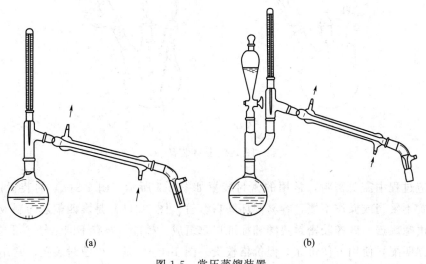

图 1-5　常压蒸馏装置

使用蒸馏装置时需注意：①一般液体的体积不能超过瓶容积的 2/3；②加沸石；③温度计水银球上端应与支管下端在同一水平面上；④整套装置必须与大气相通；⑤在任何情况下

都不能将液体蒸干。

（2）减压蒸馏 它是分离、提纯液体（或低熔点固体）的一种重要方法，特别适用于在常压蒸馏时未达沸点就已受热分解、氧化或聚合的物质的蒸馏。减压蒸馏装置如图1-6所示。

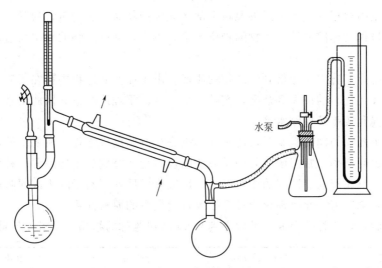

图1-6 减压蒸馏装置（水泵抽气）

4. 其它常用仪器

（1）气流干燥器 它是实验室常用的烘干设备之一，与烘箱相比具有快速方便的特点，将洗涤干净的玻璃仪器插到气流管上，使用时打开电源开关即可，如图1-7所示。

（2）循环水真空泵 它不仅是一种真空抽气装置，同时还能向反应装置提供循环冷却水，并具有不用油、无污染、耐腐蚀、方便灵活等特点，如图1-8所示。

（3）旋转蒸发仪 它是实验室回收溶剂、浓缩溶液常用的快速蒸馏仪器，可在减压情况下进行，结构如图1-9所示。使用时由于烧瓶在不断旋转，因此蒸发液不会暴沸，并且液体蒸发的表面积大，蒸发速度快，比一般蒸发装置的效率高得多。

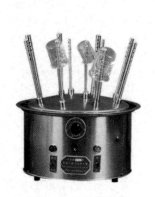
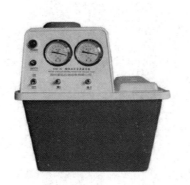
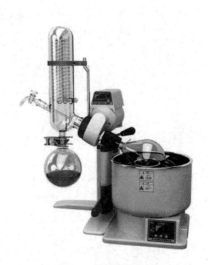

图1-7 气流干燥器　　　　图1-8 循环水真空泵　　　　图1-9 旋转蒸发仪

四、 实验产率的计算

在药物的合成实验中，产物的实际产率是以百分率来计算的。

$$产率(\%)=\frac{实际产量/g}{理论产量/g}\times100\%$$

理论产量是指根据反应方程式将原料全部转化为产物时计算的量，通常以投料量最少的原料的物质的量作为标准来计算产物的物质的量，再将其乘以产物的摩尔质量即得产物的理论产量。

实际产量是指实验中实际得到的产物的质量。由于在实验过程中存在反应不完全、副产物的生成和分离纯化时的损失等情况，实际产量通常低于理论产量。因此，常用产率来衡量反应进行的情况和实验的操作水平。

在进行一个药物的制备实验时，通常并不是完全按照反应方程式所要求的比例投入各原料，有时为了提高产率，常需增加某一反应物的投料量。究竟过量使用哪一种原料，则要根据该药物的合成反应特点、试剂的相对价格、反应完成后是否易于除去或回收以及是否会引起副反应等因素来决定。此时理论产量应按投料量最少的原料计算。

例如，实验阿司匹林的合成，最后得到9.0g阿司匹林的精品。原料投料量如下：

原料名称	摩尔质量/g·mol^{-1}	投料量/g	物质的量/mol
水杨酸	138.12	10.0	0.072
醋酐	102.09	15.0	0.147

从投料量可看出，醋酐过量。因此，理论产量应按水杨酸的投料量来计算。

理论产量＝0.072mol×180.16g·mol^{-1}＝12.97g

实际产量＝9.0g

产率＝(9.0g÷12.97g)×100%＝69.39%

（彭小芝　湖北中医药大学）

第二章

药物化学实验

第一节　基础性实验

实验一　药物的水解变质反应

预习准备
1. 盐酸普鲁卡因、青霉素钠、苯巴比妥钠、尼可刹米的理化性质。
2. 水解变质的反应原理及影响水解变质反应的因素。

一、实验目的

1. 掌握药物结构与水解变质反应的关系及原理。
2. 掌握防止药物水解变质反应的常用方法。
3. 了解影响药物水解变质反应的外界因素。

二、实验原理

通常具有不稳定结构的药物，在一定的外界条件影响下，会发生结构变化，产生新的化学结构分子，从而引起药物的失效，甚至产生毒性，这种变化称为药物的变质反应。药物的变质反应包括水解、氧化、异构化、脱羧、聚合等，其中最常见的是水解反应和氧化反应。

1. 药物简介

（1）盐酸普鲁卡因　白色结晶或结晶性粉末，无臭，味微苦，用后有麻痹感。本品在水中易溶，溶于乙醇，微溶于氯仿，不溶于乙醚。在碱性条件下发生水解反应时，酯键断裂生成二乙氨基乙醇和对氨基苯甲酸盐。其化学结构式为：

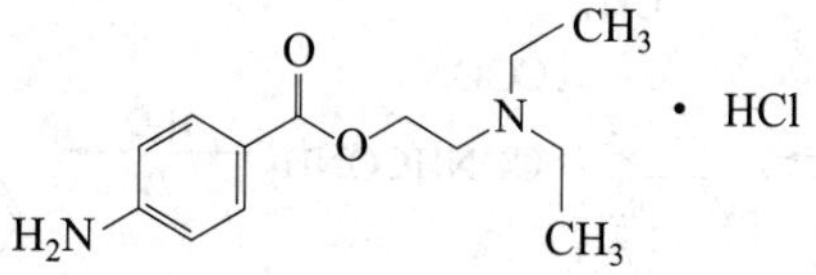

（2）青霉素钠　白色结晶性粉末，无臭或微有特异性臭，有引湿性。本品在水中极易溶解，在乙醇中溶解，在脂肪油或液状石蜡中不溶。在酸性条件下发生分子内重排生成青霉二酸。其化学结构式为：

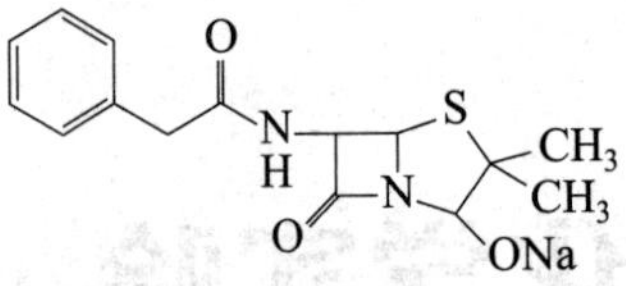

（3）苯巴比妥钠　白色结晶性颗粒或粉末，无臭，有引湿性。本品在水中极易溶解，在乙醇中溶解，在三氯甲烷或乙醚中几乎不溶。发生水解反应时生成苯基乙基乙酰脲，继而进一步分解放出氨气。其化学结构式为：

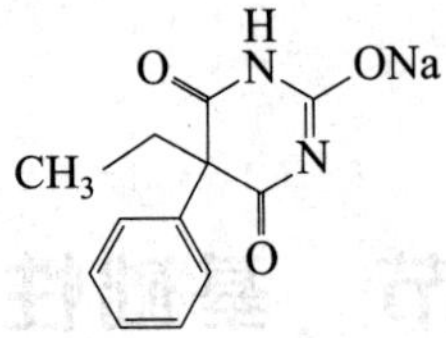

（4）尼可刹米　无色至淡黄色的澄清油状液体；放置冷处，即成结晶；有轻微的特异性臭；有引湿性。本品能与水、乙醇、三氯甲烷或乙醚任意混合。发生水解反应时酰胺键发生断裂，水解产物为二乙胺和烟酸。其化学结构式为：

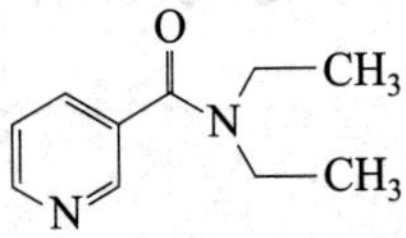

2. 反应路线

（1）盐酸普鲁卡因水解变质反应

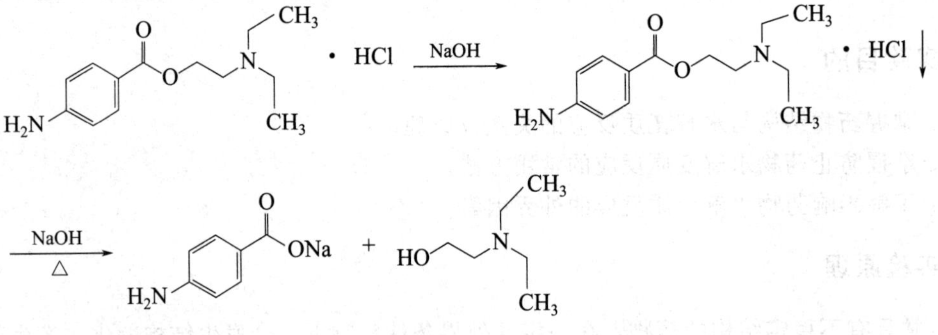

（2）青霉素钠水解变质反应

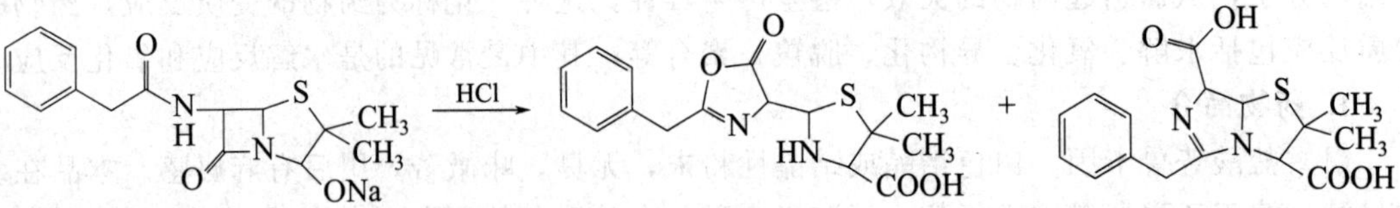

（3）苯巴比妥钠的水解变质反应

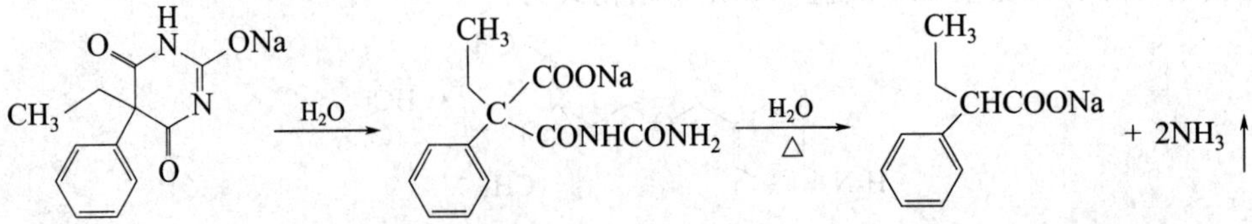

（4）尼可刹米的水解变质反应

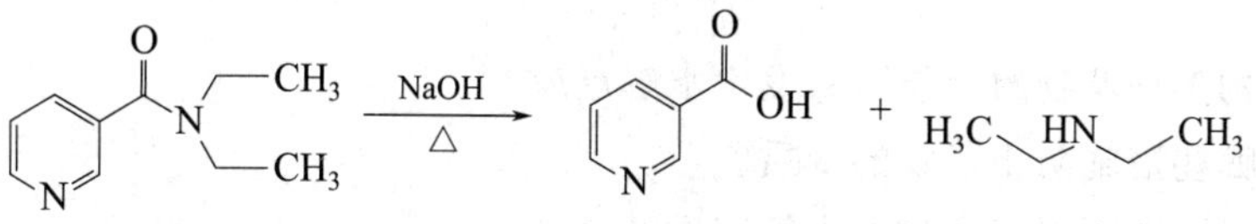

三、主要仪器、试剂及原料用量

1. 主要仪器

恒温水浴锅，试管，分析天平，红色石蕊试纸等。

2. 主要试剂

盐酸普鲁卡因，青霉素钠，苯巴比妥钠，尼可刹米，氢氧化钠，及其它检测试剂等。

3. 主要原料规格及用量

原料	规格	用　　量	
		体积/mL	质量/g
盐酸	10％	适量	—
氢氧化钠	10％	适量	—
盐酸普鲁卡因	CP	—	0.2
青霉素钠	CP	—	0.2
苯巴比妥钠	CP	—	0.1
尼可刹米	CP	适量	—

四、实验步骤

1. 盐酸普鲁卡因的水解反应

分别精密称取 0.1g 盐酸普鲁卡因置于两支试管中，各加入 3mL 蒸馏水使其溶解，取其中一支试管加入 1mL 10％氢氧化钠溶液。分别在试管口处覆盖一条湿润的红色石蕊试纸，于沸水浴中加热，观察现象。

2. 青霉素钠的水解反应

分别精密称取 0.1g 青霉素钠置于两支试管中，各加入 5mL 蒸馏水使其溶解。取其中一支试管放置 2h，再向另一支试管加入 2 滴稀盐酸，观察现象。

3. 苯巴比妥钠的水解反应

分别精密称取 50mg 苯巴比妥钠置于两支试管中，向其中一支加入 2mL 蒸馏水使其溶解，放置 2h，再向另一支试管中加入 2mL 10％氢氧化钠使其溶解，于沸水浴中加热 30s，在试管口处覆盖一条湿润的红色石蕊试纸，观察现象。

4. 尼可刹米的水解反应

取两支试管分别加入 10 滴尼可刹米，向其中一支加入 3mL 蒸馏水使其溶解，向另一支试管中加入 3mL 10％氢氧化钠溶液。分别在试管口处覆盖一条湿润的红色石蕊试纸，于沸水浴中加热，观察现象。

五、注意事项

在同组实验中，药品的取用量、反应时间、温度、pH 值、光线等条件应保持一致。

六、思考题

1. 哪些结构类型药物的官能团易发生水解反应？
2. 可采取哪些措施防止药物的变质？
3. 哪些外界因素可引起药物的水解变质？

七、附注

溶解样品或配制溶液所用的水均为蒸馏水。

【参考文献】

[1] 许军，严琳. 药物化学实验［M］. 北京：中国医药科技出版社，2014.

[2] 李飞，杨加强. 药物化学实验［M］. 武汉：华中科技大学出版社，2019.

（赵宏　佳木斯大学）

实验二　托烷生物碱类、芳香伯胺类、丙二酰脲类药物的一般鉴定

> **预习准备**
> 1. 托烷生物碱类、芳香伯胺类、丙二酰脲类药物的理化性质。
> 2. 托烷生物碱类、芳香伯胺类、丙二酰脲类药物鉴别反应的原理。

一、实验目的

1. 掌握托烷生物碱类、芳香伯胺类、丙二酰脲类药物鉴别的实验原理。
2. 了解托烷生物碱类、芳香伯胺类、丙二酰脲类药物的一般鉴别方法。

二、实验原理

1. 药物简介

（1）托烷生物碱类　该类药物结构中含有莨菪酸，莨菪酸经发烟硝酸加热生成三硝基衍生物，再加入醇溶液和固体氢氧化钾，则转变为紫色的醌型化合物（Vitali 反应），因此可用 Vitali 反应对托烷生物碱类药物进行鉴别。

（2）芳香伯胺类　在盐酸存在下，芳香伯胺类药物可与亚硝酸钠作用，生成重氮盐；该重氮盐与碱性 β-萘酚反应，生成偶氮化合物沉淀。

（3）丙二酰脲类　该类药物在碳酸钠溶液中可与硝酸银溶液反应，先生成可溶性的一银盐，再与过量硝酸银作用，生成不溶性的白色二银盐沉淀。

2. 反应路线

（1）托烷生物碱类药物的鉴别反应

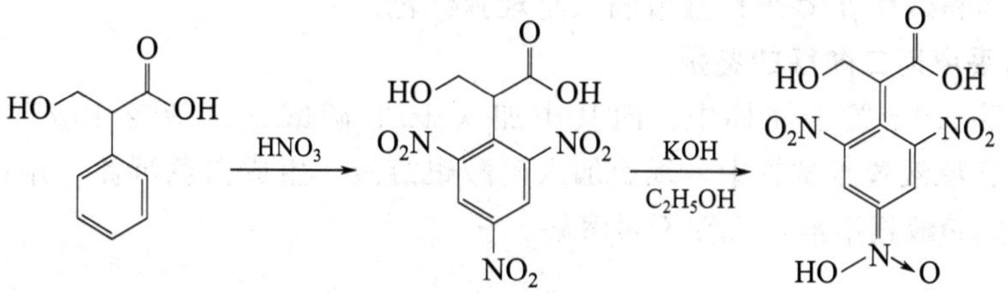

（2）芳香伯胺类药物的鉴别反应

$$ArNH_2 + 2HCl + NaNO_2 \longrightarrow [Ar-N^+\equiv N]\,Cl^- + NaCl + 2H_2O$$

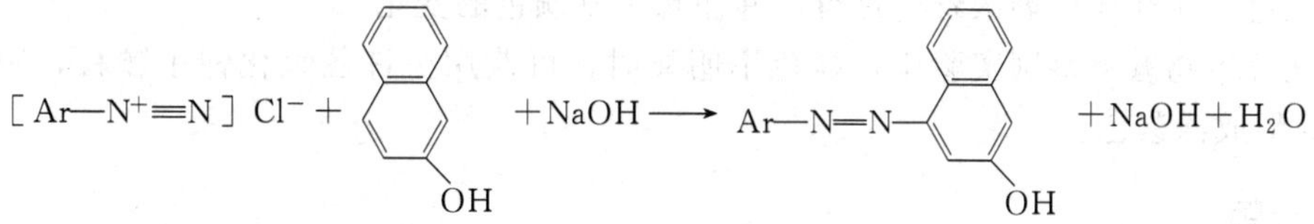

（3）丙二酰脲类药物的鉴别反应

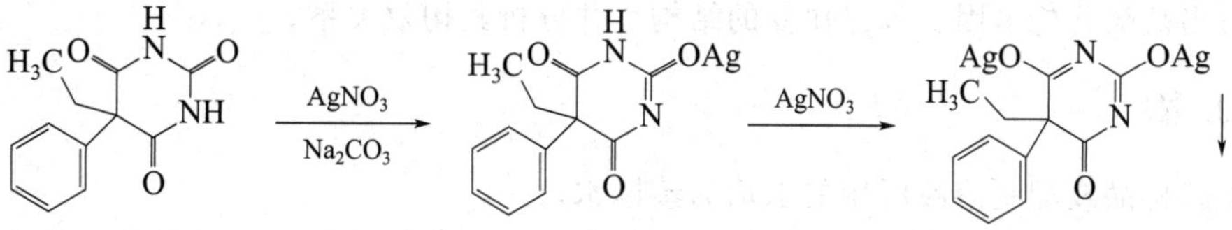

三、主要仪器、试剂及原料用量

1. 主要仪器

分析天平，试管，恒温水浴锅，移液管，烧杯及其它检测仪器等。

2. 主要试剂

硫酸阿托品，盐酸普鲁卡因，苯巴比妥，乙醇，稀盐酸，发烟硝酸及其它检测试剂等。

3. 主要原料规格及用量

原料	规格	用量	
		体积/mL	质量/mg
硫酸阿托品	CP	—	10
盐酸普鲁卡因	CP	—	50
苯巴比妥	CP	—	100

四、实验步骤

1. 硫酸阿托品中托烷生物碱的鉴别

取硫酸阿托品 10mg 置于试管中，向其中滴加 5 滴发烟硝酸，置于水浴上蒸干。得黄色残渣，放置冷却，滴加乙醇 2～3 滴湿润，再滴加乙醇制氢氧化钾试液 2～3 滴，呈现深紫色。

2. 盐酸普鲁卡因中芳香伯胺的鉴别

取盐酸普鲁卡因 50mg 置于试管中，向其中加入 1mL 稀盐酸使之溶解，再加入 $0.1mol \cdot L^{-1}$

的亚硝酸钠数滴和碱性β-萘酚试液数滴，呈现猩红色。

3. 苯巴比妥中丙二酰脲的鉴别

取苯巴比妥 0.1g 置于烧杯中，向其中加入 1mL 碳酸钠试液与 10mL 蒸馏水，振摇 2min，过滤。将滤液置于试管中，逐滴加入硝酸银溶液，生成白色沉淀，振摇，沉淀溶解；继续滴加过量的硝酸银溶液，沉淀不再溶解。

五、注意事项

1. 蒸发时，反应物应置于玻璃蒸发皿或瓷蒸发皿中，在水浴上进行。

2. 颜色反应须在玻璃试管中进行，并注意观察颜色的变化。

3. 托烷生物碱类鉴别实验中，显色不明显时，可改用少许氢氧化钾小颗粒，则在氢氧化钾表面形成深紫色。

六、思考题

1. 试述托烷生物碱类、芳香伯胺类、丙二酰脲类药物的结构特点及理化性质。

2. 写出盐酸普鲁卡因、苯巴比妥的结构，并分析其构效关系。

七、附注

1. 溶解样品或配制溶液所用的水均为蒸馏水。

2. 所用到的玻璃仪器都必须用蒸馏水反复洗净，以消除残留的金属离子的影响。

【参考文献】

[1] 许军，严琳. 药物化学实验 [M]. 北京：中国医药科技出版社，2014.

[2] 李飞，杨加强. 药物化学实验 [M]. 武汉：华中科技大学出版社，2019.

（赵宏　佳木斯大学）

实验三　心血管系统药物的定性鉴别

> **预习准备**
> 1. 常用的心血管系统药物硝酸异山梨酯、卡托普利和盐酸胺碘酮的化学结构。
> 2. 几种心血管系统药物的理化性质、合成方法与原理。

一、实验目的

1. 熟悉几种常用心血管系统药物的化学结构和理化性质。

2. 掌握常用心血管系统药物的鉴定原理和实验操作方法。

二、实验原理

1. 药物简介

硝酸异山梨酯，又名异山梨醇硝酸酯，化学名为 1,4：3,6-二脱水-D-山梨醇二硝酸酯，其结构式如图 2-1 所示。本品为白色结晶性粉末，无臭，熔点为 68～72℃，在丙酮或氯仿中易溶，在乙醇中略溶，在水中微溶。硝酸异山梨酯是一种硝酸类血管扩张剂，主要药理作用是松弛血管平滑肌，总的效应是使心肌耗氧量减少，供氧量增多，从而心绞痛得以缓解。临床用于治疗各种类型冠心病心绞痛和预防发作。

卡托普利，又名巯甲丙脯酸，化学名为 (S)-1-(3-巯基-2-甲基-1-氧代丙基)-L-脯氨酸，其结构式如图 2-2 所示。本品为白色或类白色结晶性粉末，有类似蒜的特异性臭，味咸，熔点为 104～110℃，在甲醇、乙醇或氯仿中易溶，在水中溶解。卡托普利为人工合成的非肽类血管紧张素转化酶抑制剂（ACEI），主要作用于肾素-血管紧张素-醛固酮系统（RAAS 系统），阻止血管紧张素 I 转换为血管紧张素 II，并能抑制醛固酮分泌，减少水钠潴留。临床将其用于治疗各种类型的高血压症，也用于急、慢性充血性心衰，与强心剂或利尿剂合用效果更佳。

盐酸胺碘酮，又名安律酮，化学名为 2-丁基-3-苯并呋喃基 4-[2-(二乙氨基)乙氧基]-3,5-二碘苯基甲酮盐酸盐，其结构式如图 2-3 所示。本品为白色或微带黄白色结晶性粉末，无臭，无味，熔点为 158～162℃，几乎不溶于水，易溶于氯仿，溶于乙醇，微溶于丙酮。胺碘酮属 III 类抗心律失常药，主要电生理效应是延长各部位心肌组织的动作电位及有效不应期，减慢传导，有利于消除折返激动，同时具有轻度非竞争性的 α 及 β 肾上腺素能受体阻滞和轻度 I 及 IV 类抗心律失常药作用。

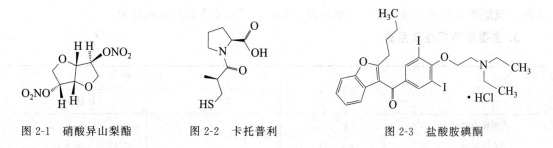

图 2-1　硝酸异山梨酯　　　　图 2-2　卡托普利　　　　图 2-3　盐酸胺碘酮

2. 反应路线

（1）硝酸异山梨酯的鉴别

① 硝酸异山梨酯被硫酸破坏生成硝酸，加硫酸亚铁后，生成硫酸氧氮合亚铁，使两液层界面处显棕色环。

$$2HNO_3 + 6FeSO_4 + 3H_2SO_4 \Longrightarrow 3Fe_2(SO_4)_3 + 4H_2O + 2NO$$

$$FeSO_4 + NO \Longrightarrow Fe(NO)SO_4$$

② 硝酸异山梨酯被硫酸水解可生成硝酸，生成的硝酸可使儿茶酚生成对亚硝基儿茶酚，在硫酸溶液中变成醌肟，又与过量的儿茶酚缩合生成暗绿色靛酚类化合物。

（2）卡托普利的鉴别

卡托普利结构中的巯基（—SH）能与亚硝酸作用，生成红色的亚硝酰硫醇酯。

$$R-SH + HNO_2 \longrightarrow O=N-S-R$$

（3）盐酸胺碘酮的鉴别

① 盐酸胺碘酮结构中的羰基与2,4-二硝基苯肼反应，生成2,4-二硝基苯腙沉淀。

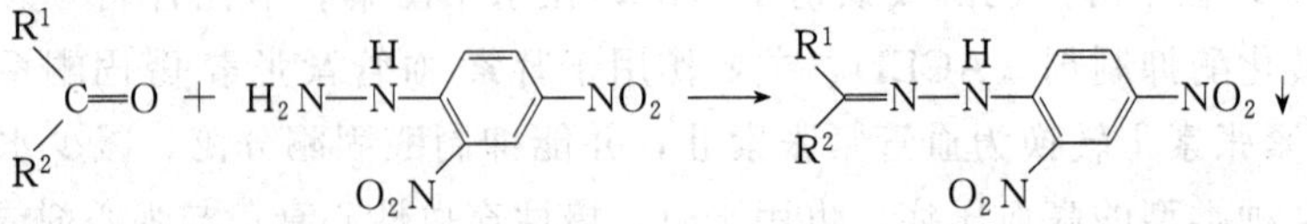

② 盐酸胺碘酮与硫酸加热，苯环结构上的碘原子分解逸出紫色的碘蒸气。

三、主要仪器、试剂及原料用量

1. 主要仪器

恒温水浴锅，试管，分析天平，酒精灯，量筒，烧杯等。

2. 主要试剂

硝酸异山梨酯，卡托普利，盐酸胺碘酮，95％乙醇，硫酸，稀硫酸，新制10％儿茶酚溶液，硫酸亚铁溶液，蒸馏水，亚硝酸钠，2,4-二硝基苯肼的高氯酸溶液。

3. 主要原料规格及用量

原料	规格	用量	
		体积/mL	质量/mg
硝酸异山梨酯	CP	—	12
卡托普利	CP	—	25
盐酸胺碘酮	CP	—	110
乙醇	95％	适量	—
儿茶酚	10％	适量	—

四、实验步骤

1. 硝酸异山梨酯的定性鉴别

① 取硝酸异山梨酯约10mg，加水1mL，加硫酸2mL，摇匀使药品溶解，放冷，沿管壁缓缓加硫酸亚铁试液3mL，静置，使其分层，液面交界处出现棕色环。

② 取硝酸异山梨酯约2mg，加新制的10％儿茶酚溶液3mL，摇匀后慢慢滴加硫酸6mL，溶液变为暗绿色。

2. 卡托普利的定性鉴别

取卡托普利约25mg，加乙醇2mL使其溶解，加亚硝酸钠结晶少许和稀硫酸10滴，振摇，溶液显红色。

3. 盐酸胺碘酮的定性鉴别

① 取盐酸胺碘酮约 20mg，加乙醇 2mL 溶解，加 2,4-二硝基苯肼的高氯酸溶液 2mL，加水 5mL，放置，有黄色沉淀析出。

② 取盐酸胺碘酮约 50mg，加硫酸 1mL，微热，即有碘的紫色蒸气产生。

③ 盐酸胺碘酮的乙醇溶液显氯化物的鉴别反应。

供试液配制：取盐酸胺碘酮 40mg，加乙醇 4mL，使其溶解。

a. 取供试液 2mL，置于试管中，加硝酸使其呈酸性后，加硝酸银试液，生成白色凝乳状沉淀；分离，沉淀加氨试液即溶解，再加硝酸，沉淀再次生成。

b. 取供试液少量置于试管中，加等量二氧化锰，混匀，加硫酸润湿，小火在试管底部加热，即产生氯气，能使试管口湿润的碘化钾淀粉试纸变蓝。

五、注意事项

1. 硝酸异山梨酯在室温下比较稳定，但在强热的条件下将会发生爆炸，实验过程中一定要小心。

2. 卡托普利中因有巯基（—SH）结构，所以有类似于蒜的特异性臭味。

3. 如果供试药品为片剂，应将片剂充分研细，取片粉适量，加入相应溶剂充分振摇提取，最后将提取液过滤。卡托普利是用滤液进行相关鉴别反应的，而其它两种药品则应将滤液蒸干，得到残渣，再用残渣进行鉴别。

六、思考题

1. 心血管系统药物分哪几类？每类各有哪些代表性药物？列出本实验中三种药品的适应证。

2. 写出硝酸异山梨酯的结构、化学名、简述其鉴别原理。

七、附注

1. 硫酸亚铁试液的配制方法：取硫酸亚铁结晶 8g，加新沸过的冷水 100mL，使之溶解，即得。本试液应临用新制。

2. 2,4-二硝基苯肼的高氯酸溶液的配制方法：称取 2,4-二硝基苯肼 1.2g，加入 30％高氯酸溶液 50mL 使其溶解。

3. 实验中的高氯酸为能与醇和水互溶的 2,4-二硝基苯肼的溶剂，不参与反应。

【参考文献】

[1] 国家药典委员会.中华人民共和国药典 [M].2020 年版.中国医药科技出版社，2020.

[2] 冉金凤，代春艳，王润莲，等.孔雀石绿双波长褪色法测定药物中的卡托普利 [J].化学研究与应用，2017，29 (09)：1406-1410.

[3] 徐鑫，花然亮，刘伟，等.硝酸异山梨酯对老年患者心肺复苏后血流动力学不稳定心肌梗死 80 例疗效观察 [J].中国实用内科杂志，2018，38 (11)：1094-1096.

（彭小芝　湖北中医药大学）

实验四　甲硝唑、对乙酰氨基酚中特殊杂质的检查

预习准备

1. 甲硝唑的化学结构、理化性质及合成方法，杂质的成分及来源。
2. 对乙酰氨基酚的化学结构、理化性质及合成方法，杂质的成分及来源。

一、实验目的

1. 了解药物杂质的概念及来源，理解药物杂质检查的意义。
2. 掌握甲硝唑中特殊杂质的检查方法及实验原理。
3. 掌握对乙酰氨基酚中特殊杂质的检查方法及实验原理。

二、实验原理

1. 药物简介

甲硝唑，俗称灭滴灵，化学名为 2-甲基-5-硝基-1*H*-咪唑-1-乙醇。本品为白色或略黄色结晶粉末，微臭，稍具苦咸味，熔点为 158～160℃，溶于水、乙醇和氯仿，微溶于乙醚，难溶于二甲基甲酰胺，溶于无机酸。甲硝唑是硝基咪唑类衍生物，具有抗厌氧原虫和厌氧菌的作用，为抗阿米巴药、抗滴虫药、抗厌氧菌药。其合成路线由 2-甲基-5-硝基咪唑与环氧乙烷加成而得，产品中易带入未反应完的原料 2-甲基-5-硝基咪唑，故 2-甲基-5-硝基咪唑为其主要检查杂质。

对乙酰氨基酚，俗称扑热息痛，化学名为 *N*-(4-羟基苯基)乙酰胺。本品为白色结晶或结晶性粉末，无气味，味苦，熔点为 168～172℃，溶于乙醇、丙酮和热水，难溶于冷水、石油醚及苯。本品属乙酰苯胺类解热镇痛药，通过抑制下丘脑体温调节中枢前列腺素的合成而产生解热作用，通过抑制中枢神经系统前列腺素的合成以及阻断痛觉神经末梢的冲动而产生镇痛作用。临床上主要用于治疗感冒引起的发热、头痛及缓解轻、中度疼痛等。其合成路线为将对氨基酚乙酰化而得，且对乙酰氨基酚不稳定，若暴露在潮湿的空气中会水解成对氨基酚，故对氨基酚为其生产和贮存过程中的主要检查杂质。

2. 反应路线

（1）甲硝唑中 2-甲基-5-硝基咪唑的检查

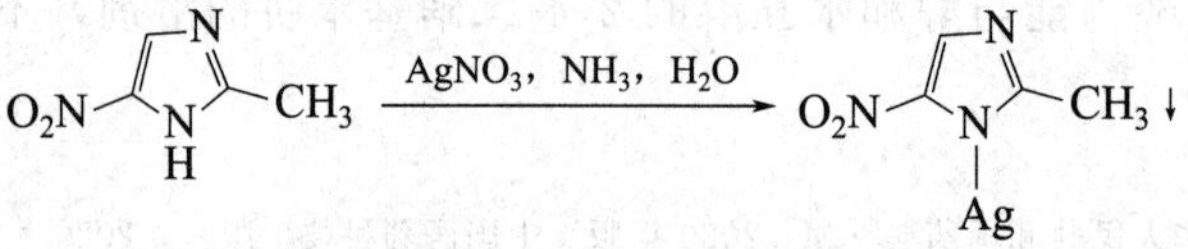

（2）对乙酰氨基酚中对氨基酚的检查　利用对氨基酚在碱性条件下可与亚硝基铁氰化钠生成蓝色配位化合物，采用比色法。

三、主要仪器、试剂及原料用量

1. 主要仪器

锥形瓶，水浴锅，布氏漏斗，真空泵，纳氏比色管，移液管，洗耳球。

2. 主要试剂

甲硝唑，对乙酰氨基酚，1%浓氨溶液，硝酸银试液，甲醇溶液（1∶2），碱性亚硝基铁氰化钠试液，对氨基酚。

3. 主要原料规格及用量

原料	规格	用量	
		体积/mL	质量/g
甲硝唑	CP	—	0.5
对乙酰氨基酚	CP	—	2.0
浓氨溶液	1%	20	—
硝酸银试液		1	—
对氨基酚	CP	—	0.00005

四、实验步骤

1. 甲硝唑中 2-甲基-5-硝基咪唑的检查

取甲硝唑 0.5g 置于小锥形瓶中，加入 1%浓氨溶液 20mL，置于水浴中加热使其溶解，放冷，15min 后，过滤。弃去初滤液，取续滤液 10mL 置于纳氏比色管中，加硝酸银试液 1mL，观察溶液应澄清。

2. 对乙酰氨基酚中对氨基酚的检查

取对乙酰氨基酚 1.0g 置于纳氏比色管中，加甲醇溶液（1∶2）20mL 溶解后，加碱性亚硝基铁氰化钠试液 1mL，摇匀，放置 30min；如显色，与对乙酰氨基酚对照品 1.0g 加对氨基酚 50μg 用同一方法制成的对照液进行比较，不得更深（0.005%）。检查结果如不显色，与对照液的比较可省略。

五、注意事项

1. 对乙酰氨基酚本为白色晶体，但因在贮存过程中极易氧化变色，所以该试剂有的呈粉红色甚至更深颜色。

2. 氨水有刺激性臭味且易挥发，应现配现用。

六、思考题

1. 试述甲硝唑中特殊杂质的名称、来源及杂质检查的实验原理（以反应式表示）。
2. 对乙酰氨基酚在贮存过程中发生颜色变化的原因是什么？
3. 对乙酰氨基酚中可能存在的杂质有哪些？如何检查？

七、附注

1. 1%浓氨溶液配制：市售的浓氨水的标示浓度为 25%（实际浓度为 25%～28%），密度为 0.91g·mL^{-1}，物质的量浓度为 13.38mol·L^{-1}。1%指 100g 溶液中有 1g 溶质。若配制 1L 溶液，则需 10g NH_3，计算 1L 氨的浓度为 10g/17g·mol^{-1}=0.5882mol·L^{-1}，则由 0.5882mol·L^{-1}=13.38mol·L^{-1}×V，得 V=43.96mL。取浓氨水 43.96mL，加水稀释至 1000mL，得 1000mL 1%氨水溶液。

2. 碱性亚硝基铁氰化钠试液：取亚硝基铁氰化钠与碳酸钠各 1g，加水使其溶解成 100mL，即得。本液应临用新制。

3. 硝酸银试液配制（物质的量浓度为 0.1mol·L⁻¹）：取硝酸银 17.5g，加水适量使其溶解成 1000mL，即得。

【参考文献】

[1] 国家药典委员会. 中华人民共和国药典 [M].2020 年版. 中国医药科技出版社，2020.

[2] 姜韧，刘刚，李进利，等. 氯霉素甲硝唑洗鼻剂的含量测定及其 2-甲基-5-硝基咪唑的定量检查 [J]. 解放军药学学报，2007（04）：306-308.

[3] 刘志辉，赖锴然. 氨咖黄敏胶囊中对氨基酚和对氯苯乙酰胺的检测 [J]. 中国药物评价，2019，36（02）：120-122，129.

[4] 王静，王华丽，臧恒昌. 对乙酰氨基酚合成方法的研究进展 [J]. 食品与药品，2010，12（09）：354-356.

（彭小芝　湖北中医药大学）

实验五　对氨基水杨酸钠的稳定性试验

> **预习准备**
> 1. 对氨基水杨酸钠的理化性质及临床应用。
> 2. 对氨基水杨酸钠的合成方法。
> 3. 紫外分光光度计的使用原理。

一、实验目的和要求

1. 通过本实验学习影响对氨基水杨酸钠稳定性的主要因素。
2. 掌握紫外分光光度法检测对氨基水杨酸钠的方法。

二、实验原理

对氨基水杨酸钠（PAS-Na）用于治疗各种结核病，尤其适用于肠结核、骨结核及渗出性肺结核的治疗。

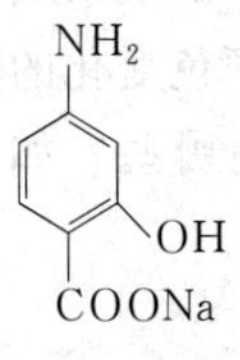

对氨基水杨酸钠的结构式如上所示，其化学名为 4-氨基水杨酸钠。本品为白色或银灰色结晶性粉末，熔点为 142～145℃，难溶于水及氯仿，溶于乙醇及乙醚，几乎不溶于苯。

对氨基水杨酸钠水溶液很不稳定，易被氧化，遇光热颜色逐渐变深。在铜离子存在下，加速氧化。如有抗氧剂或金属络合剂存在，可有效防止氧化。用紫外分光光度计测定吸光度可检测其氧化程度。

三、主要仪器、试剂及原料用量

1. 主要仪器

容量瓶，紫外分光光度计，恒温水浴锅，具塞试管（15mL），滴管等。

2. 主要试剂

PAS-Na，H_2O_2，$Na_2S_2O_5$，$CuSO_4$，EDTA，蒸馏水等。

3. 主要原料规格及用量

原料	规格	用量	
		体积/mL	滴数
PAS-Na	0.025%	10	—
H_2O_2	CP	—	60
$Na_2S_2O_5$	CP	—	20
$CuSO_4$	CP	—	12
EDTA	CP	—	20

四、实验步骤

1. 取试管 5 支，各加入 0.025% PAS-Na 溶液 10mL，按 1～5 编号。
2. 各试管（1 号除外），分别加入 H_2O_2 12 滴。
3. 3 号试管加入 $Na_2S_2O_5$ 试液 20 滴。
4. 4、5 号试管分别加入 $CuSO_4$ 试液 6 滴。
5. 5 号试管加入 EDTA 试液 20 滴。

各试管用蒸馏水稀释至一致刻度，将所有试管同时置于 80～90℃，保温 30min，放置至室温，在波长 440nm 处测定各样品的吸光度，计算其含量。

五、注意事项

向体系里滴加各种不同试液时，应避免滴管污染，做到专管专用。

六、思考题

1. 对氨基水杨酸钠容易被氧化与哪些因素有关？采取哪些措施可以防止该药物氧化？
2. 对氨基水杨酸钠氧化后生成何物？试写出反应式。

七、附注

对氨基水杨酸钠的颜色反应如下所述。

1. 酚羟基的反应：取本品约 10mg，加水 10mL 溶解后，加稀盐酸 2 滴使其成酸性，加三氯化铁试液 1 滴，应显紫红色；放置 3h，不得产生沉淀（与 5-氨基水杨酸钠的区别）。

2. 芳伯胺基的反应：可发生重氮化-偶合反应，芳伯胺基在盐酸的酸性条件下，和氯化钠反应，在碱性条件下与萘酚反应，生成橙红色的偶氮染料沉淀。

3. 钠盐的反应：以对氨基水杨酸钠为钠盐，其水溶液显钠盐的鉴别反应。用铂丝蘸取在酒精灯上燃烧，火焰显鲜黄色。在中性溶液中，加醋酸氧铀锌试液，可生成黄色沉淀。

【参考文献】

[1] 李春盈，张玉英，李思源. HPLC测定注射用对氨基水杨酸钠中的有关物质 [J]，华西药学杂志，2017，32（06）：655-657.

[2] The United States Pharmacopeial Convention. The United States Pharmacopeia [M]. USP 38，2015.

[3] 李永辉，郄冰冰，郭永辉. 注射用对氨基水杨酸钠近红外定量模型的建立 [J]，河北医药，2014，36（22）：3490-3491.

（游桂荣　山东第一医科大学）

第二节 综合性实验

实验六 阿司匹林的合成

预习准备
1. 阿司匹林的性质及临床应用。
2. 重结晶技术。
3. 酯化反应机理。

一、实验目的

1. 掌握酯化反应的基本原理及实验基本操作注意事项。
2. 熟悉重结晶纯化的原理和实验操作。
3. 了解阿司匹林的性状、化学性质以及基本仪器的组装。

二、实验原理

1. 药物简介

阿司匹林,化学名为 2-(乙酰氧基)苯甲酸,白色结晶或结晶粉末,熔点为 135～140℃,无气味,微带酸味,在干燥空气中稳定,在潮湿空气中缓缓水解成水杨酸和乙酸。阿司匹林在乙醇中易溶,在乙醚和三氯甲烷中溶解,微溶于水,在氢氧化钠溶液和碳酸钠溶液中能溶解,但同时分解。其化学结构式为:

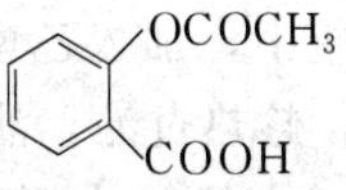

$$\text{（苯环）}\begin{array}{c} OCOCH_3 \\ COOH \end{array}$$

1853 年夏尔·弗雷德里克·热拉尔就用水杨酸与乙酸酐合成了阿司匹林,但没能引起人们的重视。1898 年德国化学家菲利克斯·霍夫曼和阿图尔·艾兴格林又进行了合成,最终应用到临床中。最早,阿司匹林主要用于解热、镇痛、消炎、抗风湿、抗关节炎等,特别是对轻、中度钝痛疗效较好,是治疗风湿热的首选药物,用药后可解热、减轻炎症使关节症状好转。近年来在原有的治疗作用基础上,又发现其具有抑制血小板聚集作用,可阻止血栓形成,临床可用于预防暂时性脑缺血发作、心肌梗死、心房震颤、人工心脏瓣膜、动静脉瘘或其它手术后的血栓形成。

2. 合成路线

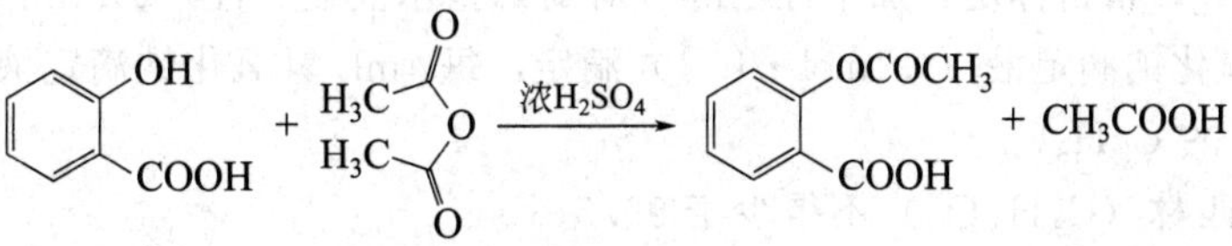

$$\text{（苯环）}\begin{array}{c} OH \\ COOH \end{array} + \begin{array}{c} H_3C \\ H_3C \end{array}\begin{array}{c} O \\ O \\ O \end{array} \xrightarrow{\text{浓}H_2SO_4} \text{（苯环）}\begin{array}{c} OCOCH_3 \\ COOH \end{array} + CH_3COOH$$

三、主要仪器、试剂及原料用量

1. 主要仪器

温度计，球形冷凝管（标准口），搅拌器，三颈瓶（标准口，100mL），电热套，烧杯，抽滤瓶，布氏漏斗，循环水泵及其它检测仪器等。

2. 主要试剂

水杨酸，乙酸酐，浓硫酸，三氯化铁，无水乙醇，及其它检测试剂等。

3. 主要原料规格及用量

原料	规格	用量	
		体积/mL	质量/g
水杨酸	CP	—	10.0
乙酸酐	AR	14.0	—
浓硫酸	CP	5 滴	—
三氯化铁	AR	适量	—
无水乙醇	CP	20	—

四、实验步骤

1. 阿司匹林的制备

在装有温度计、冷凝管、搅拌器的干燥的 100mL 三颈瓶中，加入 10.0g 水杨酸、14.0mL 乙酸酐和 5 滴浓硫酸。开动搅拌，用电热套缓缓加热，维持在 50～60℃反应 30min（最高不超过 70℃）。不时地用三氯化铁测定反应进行情况（用玻璃棒蘸少量反应液滴在含有三氯化铁的滤纸上），颜色逐渐变浅至淡紫色或无色为止，移去热源，继续搅拌至不再析出结晶为止。冷却至室温，加入 100mL 水，搅拌，使其成悬浮液，抽滤，用少量水洗至弱酸性或中性，压干得粗品阿司匹林。

2. 阿司匹林的精制

将粗品阿司匹林加入 100mL 三颈瓶中，加入乙醇 20mL，微热使其溶解，搅拌下加入 40mL 热水、活性炭适量，回流 15min，趁热过滤，滤液自然冷却至室温，析出结晶。待结晶析出完全后，抽滤，用少量乙醇洗涤，抽干，在恒温干燥箱中干燥，称重，得精品阿司匹林，计算产率。

3. 鉴别与含量测定

【鉴别】

（1）取本品约 0.1g，加水 10mL，煮沸，放冷，加三氯化铁试液 1 滴，即显紫堇色。

（2）取本品约 0.5g，加碳酸钠试液 10mL，煮沸 2min 后，放冷，加过量稀硫酸，即析出白色沉淀，并放出醋酸的臭气。

【含量测定】

取本品约 0.4g，精密称定，加中性乙醇（对酚酞指示液显中性）20mL 溶解后，加酚酞指示剂 3 滴，用氢氧化钠滴定液（0.1mol·L^{-1}）滴定，每 1mL 氢氧化钠滴定液（0.1mol·L^{-1}）相当于 18.02mg 的 $C_9H_8O_4$。

本品含阿司匹林（$C_9H_8O_4$）不得少于 99.5%。

五、注意事项

1. 在加热过程中，要缓缓加热，防止温度上升过快导致实验失败。将实验装置连接处密封，磨口处涂抹适量的凡士林，防止水蒸气进入到反应装置中，导致阿司匹林水解。

2. 在精制过程中，根据所得粗品的量以及粗品含水量适当调整乙醇的加入量，加入乙醇 20～30mL，以免影响阿司匹林结晶析出。

六、思考题

1. 在阿司匹林的合成过程中，要加入少量的浓硫酸，其作用是什么？除硫酸外，是否可以用其它酸代替？

2. 产生聚合物是合成反应中的主要副产物，生成的原理是什么？除聚合物外，是否还会有其它可能的副产物？

3. 试比较苄醇、苯酚、水杨酸乙酰化的反应速率。为什么醋酸能与苯胺发生酰化反应而不能与苯酚发生酰化反应？

4. 《中国药典》中规定，成品阿司匹林要检测水杨酸的量，为什么？本实验中采用什么方法来测定水杨酸？试简述基本原理。

七、附注

1. 反应温度不宜过高，否则将有副反应发生。

2. 干燥方法有很多种，如可置于空气中风干、红外灯下烤干或置于表面皿中用沸水浴烘干。

【参考文献】

[1] 国家药典委员会. 中华人民共和国药典：二部 [M]. 2020 年版. 北京：中国医药科技出版社，2020.

[2] 李蕊. 阿司匹林合成工艺研究 [J]. 山东化工，2019，46 (17)：49-50.

[3] 孙艳华. 复方阿司匹林和单硝酸异山梨酯缓释片的研制 [D]. 济南：山东大学，2012.

（王宇亮　佳木斯大学）

实验七　琥珀酸喘通的合成

> **预习准备**
>
> 1. 琥珀酸喘通的理化性质及临床应用。
>
> 2. 药物拼合原理及应用。
>
> 3. 胺与羧酸成盐的反应原理。
>
> 4. 盐酸喘通与琥珀酸喘通的作用特点。

一、实验目的

1. 熟悉琥珀酸喘通的基本药理特性。

2. 了解药物成盐的基本方法。

3. 掌握拼合原理在药物结构修饰中的应用。

二、实验原理

1. 药物简介

止喘药喘通为 β_2 受体兴奋剂，对游离组织胺、乙酰胆碱等神经化学介质引起的支气管痉挛有良好的缓解作用，但一些患者服用后可能会出现心悸、手颤等症状。盐酸喘通在体内代谢快，12h 即从尿液中排出 80%～90%。为了克服以上副作用并使药效缓和而持久，依据文献关于琥珀酸有平喘作用的报道，将盐酸喘通制成琥珀酸喘通。琥珀酸喘通的化学名为 1-(邻氯苯基)2-异丙氨基乙醇丁二酸盐，为无色无臭透明的菱形结晶，味微苦，熔点为 171.5～173℃。极易溶于水，易溶于乙醇，难溶于乙醚、丙酮。其化学结构式为：

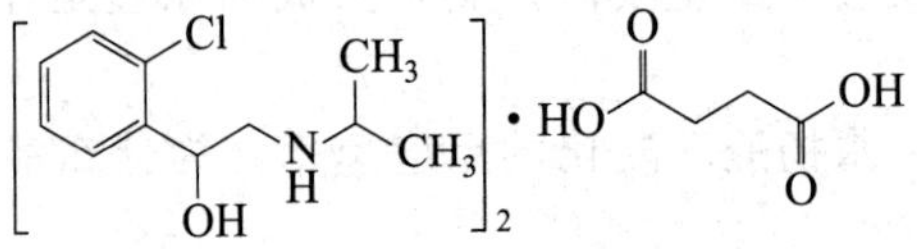

现代药理研究表明，琥珀酸喘通为选择性 β_2 受体激动剂，但选择性低于沙丁胺醇。该药有明显的支气管扩张作用，而对心脏的兴奋作用较弱，仅有异丙肾上腺素的 1/10～1/3，平喘作用较异丙肾上腺素弱。

2. 合成路线

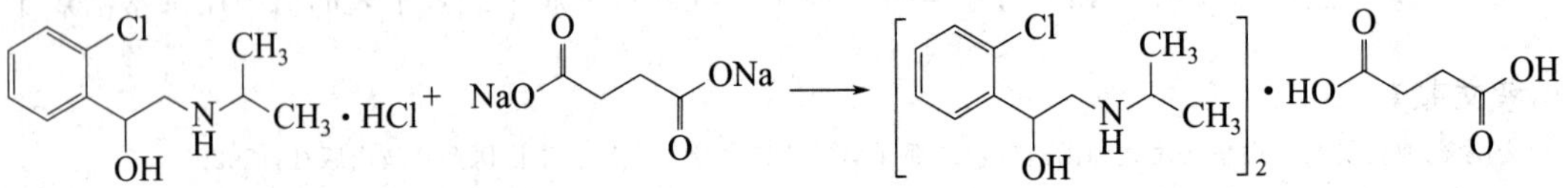

三、主要仪器、试剂及原料用量

1. 主要仪器

烧杯（50mL），电热套，循环水泵，抽滤瓶，布氏漏斗，滤纸，玻璃棒，烘箱，天平，称量纸，熔点测定仪及其它检测仪器等。

2. 主要试剂

盐酸喘通，琥珀酸钠，其它检测试剂等。

3. 主要原料规格及用量

原料	规格	质量/g
盐酸喘通	CP	4.5
琥珀酸钠	CP	4.9

四、实验步骤

1. 琥珀酸喘通的制备

称取盐酸喘通 4.5g，溶于 5～7mL 水中，置于温水浴中，制成饱和溶液。另称取琥珀酸钠 4.9g 溶于 5mL 水中，制成饱和溶液。然后，在不断搅拌下，将盐酸喘通溶液加入琥珀酸钠溶液中，缓慢析出结晶。抽滤，结晶用 10mL 水分两次洗涤。在恒温干燥箱中干燥，称量，计算产率。

2. 结构确证

① 红外吸收光谱法。

② 标准物 TLC 对照法。

③ 核磁共振光谱法。

④ 熔点测定法，熔点参考值：171.5～173℃。

五、注意事项

盐酸喘通、琥珀酸喘通极易溶于水，注意反应中要严格控制用水量。

六、思考题

琥珀酸喘通结晶为什么要用水迅速洗涤？不洗是否可以？

【参考文献】

[1] 翟明翠，罗棣钰，陈影，等. 羟丙基-β-环糊精手性流动相添加剂法拆分盐酸氯丙那林 [J]. 化工技术与开发，2018，47（9）：1-3.

[2] 王成斌，王桂云，张青，等. 清肺十八味丸联合盐酸氯丙那林治疗老年咳嗽变异性哮喘并发阻塞性肺气肿临床研究 [J]. 陕西中医，2018，39（11）：1536-1539.

[3] LIU Y, XU W, ZHANG H, et al. Hydrophobic deep eutectic solvent-based dispersive liquid-liquid microextraction for the simultaneous enantiomeric analysis of five β-agonists in the environmental samples [J]. Electrophoresis，2019，40（21）：2828-2836.

（卜明　齐齐哈尔医学院）

实验八　香豆素-3-羧酸的合成

> **预习准备**
>
> 1. 香豆素-3-羧酸的理化性质及应用。
> 2. Perkin 反应原理和 Knoevenagel 反应原理。
> 3. 薄层层析法监测反应过程的方法。
> 4. 重结晶的操作技术。

一、实验目的

1. 掌握 Perkin 反应原理和 Knoevenagel 反应原理。
2. 掌握用薄层层析法监测反应进程的方法，熟练掌握重结晶的操作技术。
3. 了解常见香豆素及其衍生物的应用。

二、实验原理

1. 药物简介

香豆素，又名香豆精，1,2-苯并吡喃酮，结构上为顺式邻羟基肉桂酸（苦马酸）的内酯，白色斜方或结晶粉末，存在于许多天然植物中。它最早是 1820 年从香豆的种子中发现的，也存在于薰衣草、桂皮的精油中。香豆素具有甜味且有香茅草的香气，是重要的香料，常用作定香剂，可用于配制香水、花露水香精等，也可用于一些橡胶制品和塑料制品，其衍生物还可用作农药、杀鼠剂、医药等。由于天然植物中香豆素含量很少，因而大量香豆素是通过合成得到的。1868 年，Perkin 用邻羟基苯甲醛（水杨醛）与醋酸酐、醋酸钾一起加热制得香豆素，称为 Perkin 合成法。

香豆素-3-羧酸，又名 2-氧代-2H-1-苯并吡喃-3-羧酸，它是香豆素的衍生物之一。香豆素-3-羧酸对柠檬色葡萄球菌、普通变形杆菌、产气肠杆菌、绿脓杆菌、大肠杆菌都有较好的抗菌活性，熔点为 189～192℃。其化学结构式为：

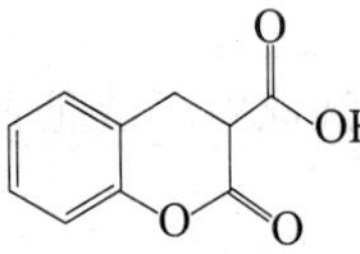

2. 合成路线

水杨醛和醋酸酐首先在碱性条件下缩合，经酸化后生成邻羟基肉桂醛，接着在酸性条件下闭环成香豆素。Perkin 反应存在反应时间长、反应温度高、产率有时不高等缺点，因此，要对合成方法进行改进。水杨酸和丙二酸二乙酯在有机碱的催化下，可在较低的温度下合成香豆素衍生物。这种合成方法称为 Knoevenagel 合成法，是对 Perkin 反应的一种改进，即以水杨醛与丙二酸二乙酯在六氢吡啶的催化下缩合成香豆素-3-甲酸乙酯，然后加碱水解，此时酯基和内酯均被水解，然后经酸化再次闭环形成内酯，即为香豆素-3-羧酸。具体合成路线如下：

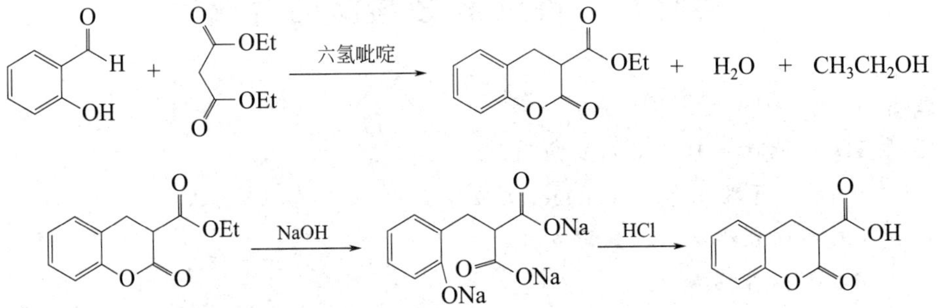

三、仪器、试剂及原料用量

1. 主要仪器

圆底烧瓶（100mL），烧杯，油浴锅，干燥管，球形冷凝管，锥形瓶，减压过滤装置（水泵、抽滤瓶、布氏漏斗、滤纸、玻璃塞、剪刀、玻璃棒），烘箱，天平，称量纸，熔点测定仪等。

2. 主要试剂

水杨醛，丙二酸二乙酯，无水乙醇，六氢吡啶，冰醋酸，95％乙醇，氢氧化钠，浓盐酸，无水氯化钙等。

3. 主要原料规格及用量

原料	规格	用量	
		体积/mL	质量/g
水杨醛	CP	1.7	2.0
丙二酸二乙酯	CP	2.8	3.0
六氢吡啶	AR	1.8	—
冰醋酸	AR	2 滴	—
浓盐酸		10	—
氢氧化钠	—	—	3.0

四、实验步骤

1. 香豆素-3-甲酸乙酯的制备

在干燥的 100mL 圆底烧瓶中依次加入 2.0g（1.7mL）水杨醛、3.0g（2.8mL）丙二酸二乙酯、25mL 无水乙醇、1.6g（1.8mL）六氢吡啶、2 滴冰醋酸和几粒沸石，装上配有无水氯化钙干燥管的球形冷凝管后，在水浴上加热回流 2h。待反应液稍冷后转移到锥形瓶中，加入 30mL 水，置于冰水浴中冷却，有结晶析出。待晶体析出完全后，抽滤，并用 2~3mL 冰水浴冷却过的 50％乙醇洗涤晶体 2~3 次。得到的白色晶体为香豆素-3-甲酸乙酯的粗产物，再用 25％乙醇水溶液重结晶得纯香豆素-3-甲酸乙酯。

2. 香豆素-3-羧酸的制备

在 100mL 圆底烧瓶中加入上述自制的 4g 香豆素-3-甲酸乙酯、3.0g NaOH、20mL 95％乙醇和 10mL 水，加入几粒沸石。装上冷凝管，水浴加热使酯溶解，然后继续加热回流 15min。停止加热，稍冷后，在搅拌下将反应混合物加到盛有 10mL 浓盐酸和 50mL 水的烧杯中，立即有大量白色结晶析出，在冰浴中冷却使结晶完全。抽滤，用少量冰水洗涤、压紧、抽干。干燥后得产物约 3g，熔点为 188.5℃。粗产品可用水重结晶得纯香豆素-3-羧酸。在恒温干燥箱中干燥，称量，计算产率。

3. 结构确证

① 红外吸收光谱法。

② 标准物 TLC 对照法。

③ 核磁共振光谱法。

④ 熔点测定法，熔点参考值：190℃。

五、注意事项

1. 实验中除了加六氢吡啶外，还加入少量冰醋酸，反应很可能是水杨醛先与六氢吡啶在酸催化下形成亚胺化合物，然后再与丙二酸二乙酯负离子反应。

2. 用冰水浴冷却过的 50％乙醇洗涤可以减少酯在乙醇中的溶解。

3. 在抽滤时，使用两层滤纸；实验中应使用油浴，因为温度接近 90℃，水浴不容易控制温度。

六、思考题

1. 试写出本反应的反应机理，并指出反应中加入醋酸的目的。

2. 试设计由香豆素-3-羧酸制备香豆素的反应过程和实验方法。

七、附注

加入 50％乙醇溶液的作用是洗去粗产物中的黄色杂质。

【参考文献】

[1] 阮鸿力，张婧圆，孙赛，等.N-溴代丁二酰亚胺催化水杨醛与麦氏酸反应合成香豆素-3-羧酸 [J]. 有机化学，2017，37（8）：2139-2144.

[2] 阮鸿力. 香豆素-3-羧酸和 3-取代吲哚衍生物的催化合成研究 [D]. 大连：辽宁师范大学，2019.

[3] 曾鸿耀，李丽，覃夯. 氨基磺酸催化的香豆素-3-羧酸的水相绿色合成 [J]. 乐山师范学院学报，2019，34（8）：17-24.

[4] 杨文生. 香豆素-3-羧酸的制备及光谱性质研究 [J]. 化学工程师，2016，30（11）：82-85.

[5] 张灼，陈海美，何黎琴.NO 供体型香豆素-3-羧酸衍生物的合成 [J]. 化学世界，2016，57（7）：420-423.

（卜明　齐齐哈尔医学院）

实验九　　对乙酰氨基酚的合成

预习准备

1. 氨基的乙酰化反应原理和反应基本操作过程。
2. 非甾体抗炎药的基本性质和分类。

一、实验目的

1. 掌握氨基的乙酰化反应原理和反应基本操作过程。
2. 熟悉硝基苯的还原原理和铁粉还原操作步骤。
3. 了解非甾体抗炎药的基本性质和分类。

二、实验原理

1. 药物简介

对乙酰氨基酚，化学名为 N-(4-羟基苯基)乙酰胺，为棱柱体结晶或白色结晶性粉末，熔点为 168～172℃，无臭，味微苦，在热水或乙醇中易溶，在丙酮中溶解，在水中略溶，饱和水溶液的 pH 为 5.5～6.5。其化学结构式为：

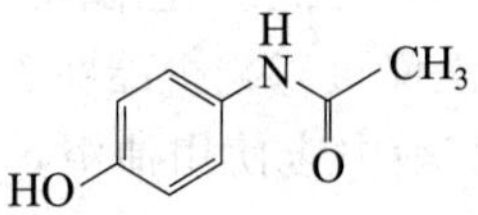

对乙酰氨基酚又名扑热息痛，商品名：百服宁、必理通、泰诺、醋氨酚等。它是最常用的解热镇痛药之一，是非那西丁的体内代谢产物，属于苯胺类解热镇痛药。该药物通过抑制下丘脑体温调节中枢前列腺素合成酶，减少前列腺素 PGE_1 缓激肽和组胺等的合成和释放，由于抑制外周前列腺素合成作用弱，所以解热镇痛作用强，抗炎作用弱，对血小板凝血机制无影响，解热作用与阿司匹林相似。

2. 合成路线

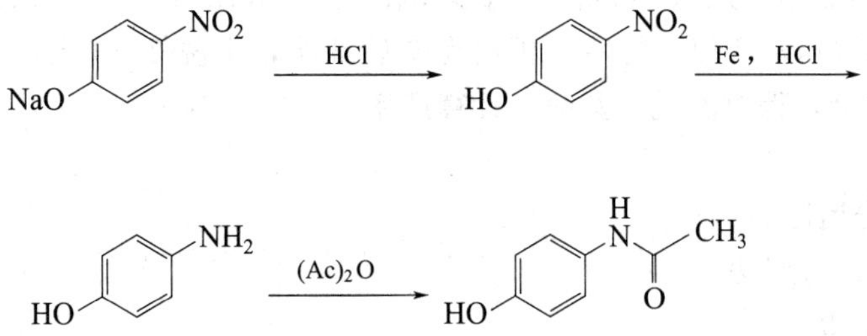

三、主要仪器、试剂及原料用量

1. 主要仪器

温度计，冷凝管（标准口），搅拌子，三颈瓶（标准口，100mL、250mL），油浴锅，烧杯（250mL），量筒，布氏漏斗，抽滤瓶，循环水泵，真空泵，其它检测仪器等。

2. 主要试剂

对硝基苯酚钠，浓盐酸，铁粉，碳酸钠，乙酸酐，其它检测试剂等。

3. 主要原料规格及用量

原料	规格	用量	
		体积/mL	质量/g
对硝基苯酚钠	CP	—	24.5
浓盐酸	CP	26	
碳酸钠	CP	—	4
铁粉	CP	—	28
乙酸酐	AR	12	—

四、实验步骤

1. 对硝基苯酚的制备

在装有温度计、冷凝管和搅拌子的250mL三颈瓶中，加入12mL浓盐酸和24.5g对硝基苯酚钠。油浴缓缓升温，当黄色的对硝基苯酚钠基本消失后，升温至沸腾，搅拌40min左右。停止加热，加入冷水约15mL，采用水浴冷却。继续搅拌，待温度降至20℃以下即可抽滤，用少量水洗涤，在恒温干燥箱中干燥，称量，得对硝基苯酚。

2. 对氨基苯酚钠的制备

在250mL三颈瓶中加入50mL水。在油浴中加热至60℃，将28g铁粉均匀分成两份，将其中一份14g铁粉和14mL盐酸加入反应瓶中，继续加热搅拌，慢慢升温制备氯化亚铁。油浴温度保持在95℃，将21g对硝基苯酚分为3份，分3次加入反应瓶中，但反应必须保持在沸腾状态。继续不断搅拌，根据反应程度，随时补加剩余的铁粉。对硝基苯酚全部加完后，继续搅拌反应30min，然后向反应液中慢慢加入粉末状的碳酸钠约4g，调节pH为

$6 \sim 7$，中和完毕。加入 100mL 沸水，趁热抽滤，冷却析晶，抽滤，用少量水洗涤，在恒温干燥箱中干燥，称量，得对氨基苯酚钠。

3. 对乙酰氨基酚的制备

在 100mL 三颈瓶中，加入 10.6g 对氨基苯酚钠、30mL 水、12mL 乙酸酐。在 80℃ 的油浴中搅拌反应 30min，冷却，待结晶析出完全后抽滤，水洗 $2 \sim 3$ 次，至无酸味。在恒温干燥箱中干燥，称量，得对乙酰氨基酚，计算产率。

4. 结构确证

① 红外吸收光谱法。

② 标准物 TLC 对照法。

③ 核磁共振光谱法。

④ 熔点测定法，熔点参考值：$168 \sim 172$℃。

5. 鉴别与含量测定

【鉴别】

（1）本品的水溶液加三氯化铁试液，即显蓝紫色。

（2）取本品约 0.1g，加稀盐酸 5mL，置于水浴中加热 40min，冷却后取 0.5mL，滴加亚硝酸钠试液 5 滴，摇匀，用水 3mL 稀释后，加碱性 β-萘酚试液 2mL，振摇，即显红色。

【含量测定】

将本品约 40mg，精密称定，置于 250mL 容量瓶中，加 0.4％氢氧化钠溶液 50mL 溶解后，加水至刻度，摇匀。精密量取 5mL，置 100mL 容量瓶中，加 0.4％氢氧化钠溶液 10mL，加水至刻度，摇匀。照紫外-可见分光光度法（通则❶0401），在波长 257nm 处测定吸光度，按 $C_8H_9NO_2$ 的吸收系数 $E_{1cm}^{1\%}$ 为 715 计算，即得。

本品含对乙酰氨基酚（$C_8H_9NO_2$）不得少于 98％。

五、注意事项

1. 在还原反应进行时，要趁热过滤，防止不必要的损失。

2. 在 pH 的调节过程，为了保证将对乙酰氨基酚的盐酸盐从游离状态转变成单体，碳酸钠的加入量可适当调整。

3. 在酰化反应进行前，对氨基酚不宜放置过久，以免产生杂质，难以酰化。

4. 产物冷却析晶时，若不能完全析晶，则可适当加入冷水。

六、思考题

1. 常用的酰化试剂有哪些？

2. 铁粉还原时，过滤进程较缓慢，容易使产物析出而造成损失，有哪些改进方法？

七、附注

紫外-可见分光光度法：在 $190 \sim 800$nm 波长范围内测定物质的吸光度，可用于鉴别、杂质检查和定量测定。当光穿过被测物质溶液时，物质对光的吸收程度随光的波长不同而变化。因此，通过测定物质在不同波长处的吸光度，并绘制其吸光度与波长的关系图即得被测

---

❶ 通则即《中华人民共和国药典》（2020 版四部通则），下同。

物质的吸收光谱。从吸收光谱中，可以确定物质的最大吸收波长和最小吸收波长。

【参考文献】

[1] 国家药典委员会. 中华人民共和国药典：二部 [M]. 2020 年版. 北京：中国医药科技出版社，2020.

[2] 关瑾，牛秋玲，何传昌，等. 毛细管电泳法测定对乙酰氨基酚的含量 [J]. 华西药学杂志，2013, 28 (6)：615-616.

[3] 王静，王华丽，臧恒昌. 对乙酰氨基酚合成方法的研究进展 [J]. 食品与药品，2010, 12 (9)：354-356.

（王宇亮　佳木斯大学）

实验十　盐酸普鲁卡因的合成

> **预习准备**
>
> 1. 局部麻醉药的结构特点及构效关系。
> 2. 盐酸普鲁卡因的理化性质及临床应用。
> 3. 盐酸普鲁卡因的合成方法与原理。
> 4. 普鲁卡因中的特殊杂质及其检查。

一、实验目的

1. 通过局部麻醉药盐酸普鲁卡因的合成，学习酯化、还原等单元反应。
2. 掌握利用水和二甲苯共沸脱水的原理进行羧酸的酯化操作。
3. 熟悉萃取、重结晶等操作。
4. 掌握普鲁卡因成盐及精制的方法。

二、实验原理

1. 药物简介

盐酸普鲁卡因，为白色细微针状结晶或结晶性粉末，无臭，味微苦而麻，熔点为 154～157℃，易溶于水，溶于乙醇，微溶于氯仿，几乎不溶于乙醚。盐酸普鲁卡因的化学名为对氨基苯甲酸-2(二乙氨基)乙酯盐酸盐。其化学结构式为：

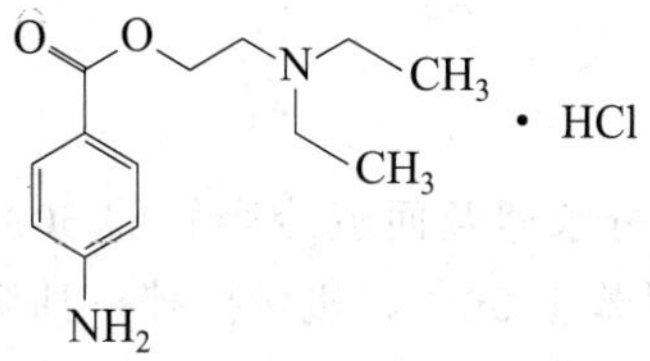

盐酸普鲁卡因为临床上应用较广泛的酯类局部麻醉药，麻醉作用强，毒性低。本品主要用作浸润麻醉、传导麻醉、蛛网膜下腔麻醉和硬脊膜外麻醉，也可用作局部封闭治疗。

2. 合成路线

盐酸普鲁卡因的合成路线如下所示，采用对硝基苯甲酸为原料，在二甲苯中与二乙氨基乙醇回流 6h 以上生成硝基卡因，然后再用铁粉和盐酸将其还原成普鲁卡因，最后成盐、重结晶精制后得到目标产物盐酸普鲁卡因。

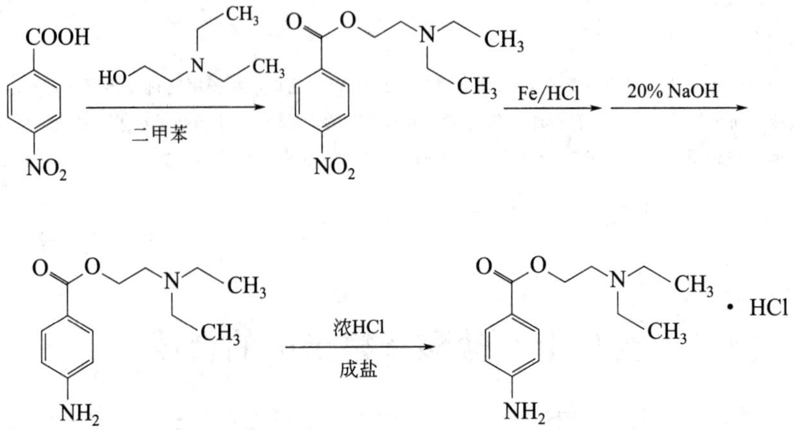

三、仪器、试剂及原料用量

1. 主要仪器

三颈瓶（500mL，标准口），磁力搅拌器，电热套，分水器，温度计，分液漏斗（250mL），抽滤装置，烘箱，电子天平，熔点测定仪等。

2. 主要试剂

对硝基苯甲酸，二乙氨基乙醇，二甲苯，铁粉，硫化钠，浓盐酸，氢氧化钠，保险粉等。

3. 原料规格及用量

原料	规格	用量	
		体积/mL	质量/g
对硝基苯甲酸	CP	—	20
二乙氨基乙醇	AR	—	14.7
二甲苯	AR	150	—
铁粉	AR	—	47
硫化钠	AR	—	适量
保险粉	CP	—	盐基的1%

四、实验步骤

1. 盐酸普鲁卡因的合成

（1）酯化　在装有温度计、分水器及回流冷凝管的500mL三颈瓶中投入对硝基苯甲酸20g、二乙氨基乙醇14.7g、二甲苯150mL，机械搅拌，油浴加热回流（用控温仪控制温度，外温约为180℃，内温约为145℃），共沸带水6h（附注1）。撤去油浴，稍冷，将反应液倒入250mL分液漏斗中，加入2%氢氧化钠溶液60mL，振摇，静置，除去水层，得到有机层。有机层再用3%稀盐酸溶液萃取3次（每次50mL），振摇，静置，滤去有机层，合并酸水层（含硝基卡因）供下一步还原反应使用。

（2）还原　将上步得到的酸液转移至装有搅拌子、温度计的500mL三颈瓶中，搅拌下用20%氢氧化钠调节pH至4.0～4.2，充分搅拌下，室温下分次加入经活化的铁粉（附注

2)。反应温度自动上升（附注 3），注意控制温度，不要使其超过 70℃（必要时可冷却降温），待铁粉加完，于 40～45℃ 保温反应 2h。抽滤，滤渣用少量水洗两次，滤液用稀盐酸酸化至 pH＝5。滴加饱和硫化钠溶液至 pH＝7.8～8.0，将沉淀反应液中的铁盐进行抽滤，滤渣用少量水洗两次，滤液用稀盐酸酸化至 pH＝6（附注 4）。加少量活性炭于 50～60℃ 保持 10min 后抽滤，滤渣用少量水洗一次，将滤液冷却至 10℃ 以下，用 20% 氢氧化钠碱化至普鲁卡因全部析出为止（pH＝9.5～10.5），过滤，抽干，得普鲁卡因，供下一步成盐用。

（3）成盐　将上步自制普鲁卡因置于 100mL 烧杯中，慢慢加入无水乙醇（所需无水乙醇的体积与普鲁卡因质量之比约为 0.5:1）至饱和，抽滤，滤液慢慢滴加浓盐酸至 pH＝5.5，有大量沉淀析出，冷却结晶，抽滤，用少量乙醇洗涤结晶，干燥，即得盐酸普鲁卡因粗品。

2. 盐酸普鲁卡因的精制

将得到的盐酸普鲁卡因粗品置于洁净的小烧杯中，滴加蒸馏水至维持在 70℃ 时恰好溶解，加入适量的保险粉，于 70℃ 反应 10min，趁热过滤，滤液自然冷却。当有结晶析出时，置于冰浴中继续冷却，使结晶完全。抽滤，滤饼用少量冷乙醇洗涤两次，得盐酸普鲁卡因成品，干燥，称重，计算产率（以对硝基苯甲酸计），测熔点。

3. 鉴别、检查与含量测定

【鉴别】

（1）取本品约 0.1g，加水 2mL 溶解后，加 10% 氢氧化钠溶液 1mL，即生成白色沉淀。加热，变为油状物。继续加热，产生的蒸气能使湿润的红色石蕊试纸变为蓝色。热至油状物消失后，放冷，加盐酸酸化，即析出白色沉淀。

（2）本品的红外光吸收图谱应与对照的图谱（光谱集❶397 图）一致。

（3）本品的水溶液显氯化物鉴别（1）的反应（通则 0301）。

（4）本品显芳香第一胺类的鉴别反应（通则 0301）。

【检查】

酸度　取本品 0.40g，加水 10mL 溶解后，加甲基红指示液 1 滴，如显红色，加氢氧化钠滴定液（0.02mol·L^{-1}）0.20mL，应变为橙色。

溶液的澄清度　取本品 2.0g，加水 10mL 溶解后，溶液应澄清。

对氨基苯甲酸　取本品，精密称定，加水溶解并定量稀释制成每 1mL 中含 0.2mg 的溶液，作为供试品溶液。另取对氨基苯甲酸对照品，精密称定，加水溶解并定量稀释制成每 1mL 中含 1μg 的溶液，作为对照品溶液。取供试品溶液 1mL 与对照品溶液 9mL 混合均匀，作为系统适用性溶液。照高效液相色谱法（通则 0512）试验，以十八烷基硅烷键合硅胶为填充剂，以含 0.1% 庚烷磺酸钠的 0.05mol·L^{-1} 磷酸二氢钾溶液（用磷酸调节 pH 至 3.0)-甲醇（68:32）为流动相，检测波长为 279nm。取系统适用性溶液 10μL，注入液相色谱仪，理论塔板数按对氨基苯甲酸峰计算不低于 2000，普鲁卡因峰和对氨基苯甲酸峰的分离度应大于 2.0。精密量取对照品溶液与供试品溶液各 10μL，分别注入液相色谱仪，记录色谱图。供试品溶液色谱图中如有与对氨基苯甲酸峰保留时间一致的色谱峰，按外标法以峰面积计算，不得超过 0.5%。

干燥失重　取本品，在 105℃ 干燥至恒重，减失重量不得超过 0.5%（通则 0831）。

炽灼残渣　取本品 1.0g，依法检查（通则 0841），遗留残渣不得超过 0.1%。

铁盐　取炽灼残渣项遗留的残渣，加盐酸 2mL，置于水浴上蒸干，再加稀盐酸 4mL，微温溶解后，加水 30mL 与过硫酸铵 50mg，依法检查（通则 0807），与标准铁溶液 1.0mL

---

❶　光谱集即《药品红外光谱集》，下同。

制成的对照液比较，不得更深（0.001%）。

重金属　取本品 2.0g，加水 15mL 溶解后，加 2mL 醋酸盐缓冲液（pH=3.5）与适量水，混合成 25mL，依法检查（通则 0821 第一法），含重金属不得超过百万分之十。

【含量测定】

取本品约 0.6g，精密称定，照永停滴定法（通则 0701），在 15～25℃，用亚硝酸钠滴定液（0.1mol·L^{-1}）滴定。每 1mL 亚硝酸钠滴定液（0.1mol·L^{-1}）相当于 27.28mg 的 $C_{13}H_{20}N_2O_2$·HCl。

五、注意事项

1. 盐酸普鲁卡因水溶性很大，所用仪器必须干燥，用水量应严格控制，否则影响产率。

2. 严格控制 pH=5.5，以避免芳胺与盐酸成盐。

3. 保险粉为强还原剂，可防止芳胺氧化，同时可除去有色杂质，以保证产品色泽洁白。若用量过多，则成品含硫量不合格。

六、思考题

1. 酯化反应中，为何加入二甲苯作溶剂？

2. 酯化反应结束后，放冷除去的固体是什么？为什么要除去？

3. 在铁粉还原过程中，为什么会发生颜色变化？说出其反应机制。

4. 还原反应结束，为什么要加入硫化钠？

5. 在盐酸普鲁卡因精制时，为什么要加入保险粉？试解释其原理。

七、附注

1. 考虑到教学实验的需要和可能，将分水反应时间设定为 6h，若延长反应时间，产率还可提高。

2. 铁粉活化的目的是除去其表面的铁锈，其方法为：取铁粉 47g，加水 100mL、浓盐酸 0.7mL，加热至微沸，用水倾泻法洗至近中性，置于水中保存待用。

3. 该反应系放热反应，铁粉应分次加入，以免反应过于激烈，加入铁粉后温度自然上升。铁粉加完后，待其温度降至 45℃进行保温反应。在反应过程中铁粉参加反应后，先生成绿色 $Fe(OH)_2$ 沉淀，接着变成棕色 $Fe(OH)_3$ 沉淀，然后转变为棕黑色的 Fe_3O_4。因此在反应过程中经历绿→棕→黑的颜色变化。若反应过程中，不转变为棕黑色，可能反应尚未完全，可补加适量铁粉，继续反应一段时间。

4. 除铁时，溶液中有过量的硫化钠存在，加酸后可使其形成胶体硫，加活性炭后过滤，便可使其除去。

【参考文献】

[1] 国家药典委员会. 中华人民共和国药典：二部 [M].2020 年版. 北京：中国医药科技出版社，2020.

[2] 尤启冬. 药物化学实验与指导 [M]. 北京：中国医药科技出版社，2008.

[3] 刘冰，蔡小华. 盐酸普鲁卡因实验合成条件的改革 [J]. 中国中医药现代远程教育，2010，8（20）：181-182.

[4] 唐海平. 盐酸普鲁卡因合成工艺的改进研究 [J]. 山东化工，2012，41（02）：27-28.

[5] 王紫瑶，高建，徐丹丹，等. 盐酸普鲁卡因合成条件实验方法的改进 [J]. 海峡药学，2013，25（10）：170.

[6] 魏仔龙，黄子平，曾宪杰，等. 盐酸普鲁卡因成盐工艺的改进 [J]. 武警后勤学院学报（医学版），2016，25（06）：484-485.

（张振伟　广西中医药大学）

实验十一　磺胺醋酰钠的合成

预习准备

1. 磺胺醋酰钠的理化性质及临床应用。
2. 磺胺类药物的合成方法与原理。
3. 乙酰化反应的原理。
4. 如何利用磺胺类药物的理化性质进行产品纯化。

一、实验目的

1. 了解磺胺类药物理化性质。
2. 熟悉磺胺酰化时，酰化试剂的滴加方法以及制备过程。
3. 掌握控制 pH、温度等反应条件纯化产品的方法。

二、实验原理

1. 药物简介

磺胺醋酰钠，化学名为 *N*-[(4-氨基苯基)磺酰基]乙酰胺钠一水合物，为白色无臭结晶性粉末，味微苦，熔点为 257℃，易溶于水，微溶于乙醇、丙酮等。其化学结构式为：

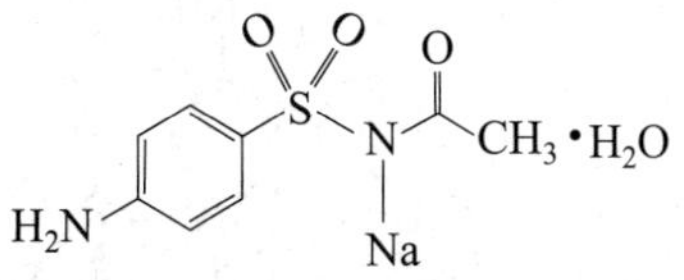

磺胺醋酰钠为短效磺胺类药物，具有广谱抑菌作用。磺胺醋酰钠对溶血性链球菌、肺炎双球菌、痢疾杆菌敏感，对葡萄球菌、脑膜炎球菌及沙眼衣原体也有较好抑菌作用。本品主要用于治疗结膜炎、角膜炎、泪囊炎、沙眼及其它敏感菌引起的眼部感染。

磺胺类药物是一种光谱抑菌剂，用于治疗感染。磺胺类药物与对氨基苯甲酸（PABA）结构相似，二者竞争性抑制二氢叶酸合成酶。对酶的抑制阻碍了二氢叶酸的合成，减少了四氢叶酸的代谢活动，使嘌呤、嘧啶核苷及脱氧核糖核酸合成辅助因子减少，从而抑制细菌的生成和繁殖。

2. 合成路线

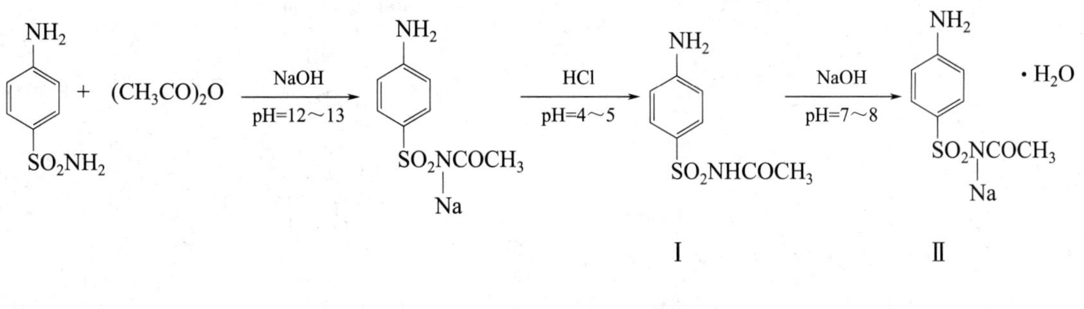

3. 反应机理

（1）N-的酰化反应　磺胺分子中磺酰胺的碱性比芳环上伯胺的碱性强，故乙酸酐酰化的位置是磺酰胺，而不是芳伯胺。

（2）成盐反应　磺胺醋酰中 N 上的氢受两个吸电子基团的影响，有一定的酸性，可与碱（如氢氧化钠）成盐。

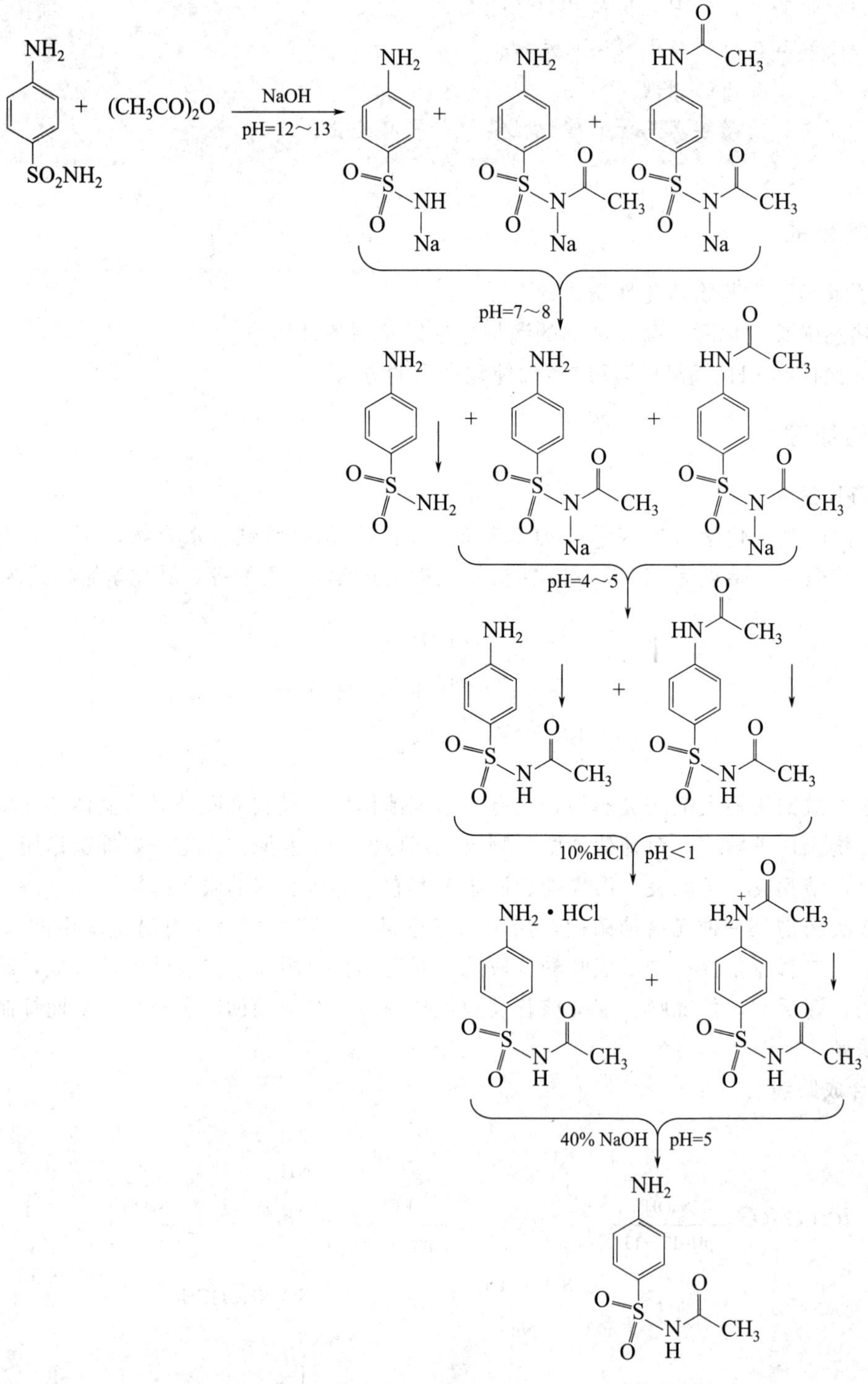

三、主要仪器、试剂及原料用量

1. 主要仪器

球形冷凝管（标准口），三颈瓶（标准口，150mL），250mL圆底烧瓶（标准口），减压过滤装置（水泵、抽滤瓶、布氏漏斗、滤纸、玻璃棒），烧杯，滴管，电热套，抽滤装置，pH试纸，烘箱，天平，称量纸，熔点测定仪，其它检测仪器等。

2. 主要试剂

磺胺，乙酸酐，氢氧化钠，盐酸，其它检测试剂等。

3. 主要原料规格及用量

原料	规格	用量	
		体积/mL	质量/g
磺胺	CP	—	17.5
乙酸酐	CP	13.6	—
氢氧化钠	77％	12.5	—
氢氧化钠	20％	25.0	—
氢氧化钠	40％	适量	—
盐酸	10％	适量	—
盐酸	36％	适量	—

四、实验步骤

1. 磺胺醋酰的制备

在150mL三颈瓶中放入磁力搅拌子并连接温度计，加入磺胺17.5g，20％氢氧化钠25mL。开动搅拌，于水浴上加热至50℃左右。待磺胺溶解后，分次加入乙酸酐13.6mL、77％氢氧化钠12.5mL（首先，加入乙酸酐3.6mL、77％氢氧化钠2.5mL；随后，每间隔5min，将剩余的77％氢氧化钠和乙酸酐分5次交替加入）。加料期间，反应温度维持在50～55℃；加料完毕继续保持此温度反应30min。反应完毕，停止搅拌，将反应液倾入至250mL烧杯中，加20mL水稀释，于冷水浴中用36％盐酸调pH至7，放置30min，持续搅拌至析出固体，抽滤。滤液用36％盐酸调至pH为4～5，抽滤，得白色粉末。

用3倍量（3mL·g⁻¹）10％盐酸将得到的白色粉末溶解在250mL圆底烧瓶中，持续搅拌，尽量使单乙酰物成盐酸盐溶解。抽滤，除去不溶物。滤液用40％氢氧化钠调pH至5，析出磺胺醋酰。抽滤，在恒温干燥箱中干燥，得化合物Ⅰ粗品，称重。

2. 磺胺醋酰钠的制备

将化合物Ⅰ置于50mL烧杯中，于90℃热水浴上滴加计算量的20％氢氧化钠至固体恰好溶解。放冷析出结晶，抽滤（可用丙酮转移）。白色粉末在恒温干燥箱中干燥，得化合物Ⅱ，称重，计算产率。

3. 结构确证

① 红外吸收光谱法，本品的红外光吸收图谱应与对照图谱（光谱集574图）一致。

② 标准物TLC对照法。

③ 核磁共振光谱法。

4. 鉴别与含量测定

【鉴别】

取本品约 2mL，滴加硫酸铜试液，生成蓝绿色的沉淀，放置后颜色不变。

【含量测定】

取本品约 0.45g，精密称定，照永停滴定法（通则 0701），用亚硝酸钠滴定液（$0.1mol \cdot L^{-1}$）滴定。每 1mL 亚硝酸钠滴定液（$0.1mol \cdot L^{-1}$）相当于 23.62mg 的 $C_8H_9N_2NaO_3S$。

五、注意事项

1. 本实验中使用氢氧化钠溶液有多种不同浓度，在实验中切勿用错，否则会导致实验失败。

2. 滴加乙酸酐和氢氧化钠溶液时注意交替滴加和时间间隔，pH 保持在 12～13。

3. 在反应中注意使用试剂的浓度，以及每个步骤中产品所在位置，即滤液和滤饼哪个部分中含有产物。

六、思考题

1. 酰化液处理的过程中，pH＝7 时析出的固体是什么？pH＝5 时析出的固体是什么？10％盐酸中的不溶物是什么？

2. 反应条件碱性过强，其结果是磺胺较多，磺胺醋酰次之，双乙酰物较少；碱性过弱，其结果双乙酰物较多，磺胺醋酰次之，磺胺较少，为什么？

3. 为什么在 10％盐酸中有不溶物析出？

4. 磺胺类药物有哪些理化性质？

5. 如何利用磺胺类药物的理化性质进行产品纯化？

七、附注

磺胺醋酰钠的其它合成路线和方法改进：

（1）可用相转移催化法合成磺胺醋酰。以磺胺为原料，醋酐为酰化剂，三乙基苄基氯化铵（TEBA）为相转移催化剂，在氢氧化钠存在下进行反应，可提高反应产率。

（2）以吡啶为催化剂，用 NaOH 乙醇溶液代替 NaOH 水溶液与磺胺醋酰成盐。磺胺醋酰制备中，加少量吡啶作催化剂，可使醋酐酰化能力增强，可提高磺胺利用率。

（3）可改变实验过程中的反应条件及投料方式。反应中保持 pH 为 12～13，必要时需补加碱液。滴加乙酸酐的方法对反应影响较大，快搅拌慢滴加是操作的关键。

【参考文献】

[1] 吕祎彤. 磺胺醋酰钠的合成优化 [J]. 化工设计通讯，2018，44（7）：5.

[2] 刘佳，刘峤，王庆，等. 磺胺醋酰钠合成实验反应条件的优化 [J]. 海峡药学，2016，28（9）：264-265.

[3] 乐夏云. 磺胺醋酰钠的合成工艺 [J]. 当代化工研究，2018，（3）：117-118.

（卜明　齐齐哈尔医学院）

实验十二　巴比妥的合成

预习准备

1. 巴比妥的理化性质及临床应用。
2. 巴比妥类药物的合成方法与原理。
3. 丙二酸二乙酯反应机理。
4. 绝对无水乙醇的制备方法。

一、实验目的

1. 了解用尿素环合形成酰胺的合成方法。
2. 熟悉无水操作技术以及巴比妥类药物合成中的环合反应。
3. 掌握丙二酸二乙酯（有 α 位活泼氢）反应的操作以及反应机理。

二、实验原理

1. 药物简介

巴比妥为白色结晶或结晶性粉末，无臭，味微苦，熔点为 189～192℃，难溶于水，易溶于乙醇及沸水，溶于氯仿、乙醚及丙酮。其化学结构式为：

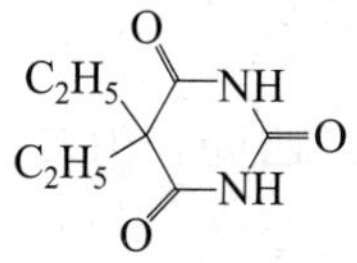

巴比妥为巴比妥酸在 C-5 上进行取代而得的中枢抑制药。在巴比妥类药物中，取代基长而且有分支（如异戊巴比妥）或双键（如司可巴比妥），因此作用强而短；以苯环取代（如苯巴比妥）则有较强的抗惊厥作用；C-2 上的 O 被 S 取代（如硫喷妥），则脂溶性增强，静脉注射立即生效，但维持时间很短。巴比妥类是普遍性中枢抑制药，随剂量由小到大，相继出现镇静、催眠、抗惊厥和麻醉作用，10 倍催眠量时则可抑制呼吸，甚至致死。

2. 合成路线

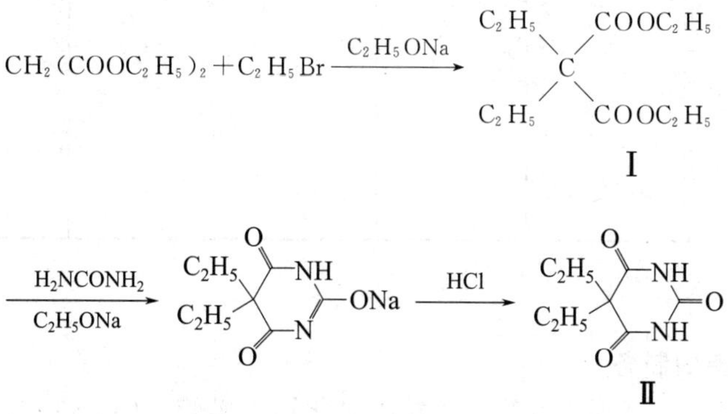

CH₂(COOC₂H₅)₂ + C₂H₅Br
C₂H₅ONa
Ⅰ
H₂NCONH₂
C₂H₅ONa
ONa
HCl
Ⅱ

3. 反应机理

（1）活泼亚甲基碳原子上的烃基化　亚甲基上连有吸电子基团时，使亚甲基上的氢酸性增强，称为活泼亚甲基。例如丙二酸（酯）、氰乙酸酯、乙酰乙酸酯、丙二腈、1,3-二羰基化合物等都含有活泼亚甲基。具有活泼亚甲基的化合物在碱性物质存在下与卤代烃反应，生成碳原子上的烃基化产物，反应是按 S_N2 机理进行的。常用的碱是醇钠，当用醇钠作催化剂时，一般用相应的无水醇作溶剂。反应机理以乙酰乙酸乙酯为例表示如下：

$$CH_3CCH_2COC_2H_5 + B^- \xrightarrow{-HB} \left[H_3CC-C-C-OC_2H_5 \rightleftharpoons H_3CC=C-C-OC_2H_5 \right]$$

$$\xrightarrow{RCH_2X} H_3CC-C-C-OC_2H_5 + X^-$$

其中，B 表示碱（如醇钠）；X 表示卤素（如溴或氯）。

（2）环合反应　二乙基丙二酸二乙酯与尿素环合生成巴比妥酸。

三、主要仪器、试剂及原料用量

1. 主要仪器

球形冷凝管（标准口，顶端附氯化钙干燥管），三颈瓶（标准口，250mL），圆底烧瓶（标准口，250mL），减压过滤装置（水泵、抽滤瓶、布氏漏斗、滤纸、玻璃塞、剪刀、玻璃棒），量筒，锥形瓶，分液漏斗，滴液漏斗，烧杯，滴管，电热套，抽滤装置，pH 试纸，烘箱，天平，称量纸，熔点测定仪，其它检测仪器等。

2. 主要试剂

无水乙醇，金属钠，邻苯二甲酸二乙酯，丙二酸二乙酯，乙醚，尿素，其它检测试剂等。

3. 主要原料规格及用量

原料	规格	用量	
		体积/mL	质量/g
金属钠	CP	—	10.6
邻苯二甲酸二乙酯	CP	6	—
丙二酸二乙酯	CP	18	—
无水乙醇	CP	315	—
尿素	CP	—	4.4
无水硫酸铜	CP	—	少量
盐酸	50%	18	—
乙醚	CP	60	—
无水硫酸钠	CP	—	10

四、实验步骤

1. 绝对无水乙醇的制备

在装有磁力搅拌子、球形冷凝管（顶端附氯化钙干燥管）的 250mL 三颈瓶中加入无水乙醇 180mL，金属钠丝 2g，加热回流 30min。加入邻苯二甲酸二乙酯 6mL，继续回流反应 10min。将回流装置改为蒸馏装置，蒸去前馏分，用干燥的锥形瓶接收主馏分至几乎无液滴流出时停止。称量体积，计算产率，密封贮存。

无水检验方法：在干燥试管中，加入制得的绝对无水乙醇 1mL，随即加入少量无水硫酸铜粉末。如无水乙醇中含水分，则白色无水硫酸铜变为蓝色硫酸铜。

2. 二乙基丙二酸二乙酯的制备

在装有磁力搅拌子、恒压滴液漏斗和球形冷凝管（顶端附有氯化钙干燥管）的 250mL 三颈瓶中，加入新制备的绝对无水乙醇 75mL，分次加入金属钠丝 6g。反应缓慢进行时，开始搅拌，用油浴加热（油浴温度不超过 90℃）。金属钠丝消失后，于 15min 内经恒压滴液漏斗滴加丙二酸二乙酯 18mL，然后继续回流反应 15min。将油浴温度降到 50℃ 以下，慢慢滴加溴乙烷 20mL，约 15min 加完，然后继续回流 3h。将回流装置改为蒸馏装置，蒸去绝大多数乙醇，放冷，剩余物用 40～45mL 水溶解。在分液漏斗中静置分出有机层，水层以乙醚提取 3 次（每次用乙醚 25mL）后与有机层合并，再用 25mL 水洗涤一次，将有机层倾入 125mL 锥形瓶内，加无水硫酸钠 10g 干燥，密封放置。

将制得二乙基丙二酸二乙酯的乙醚溶液，过滤除去无水硫酸钠，滤液在电热套上减压蒸馏除去乙醚。将瓶内剩余液体用装有空气冷凝管的蒸馏装置于砂浴上蒸馏，收集 218～222℃ 的馏分（用预先称量的 50mL 锥形瓶接收），得化合物Ⅰ。称重，计算产率，密封贮存。

3. 巴比妥的制备

在装有搅拌、球形冷凝管（顶端附有氯化钙干燥管）及温度计的 250mL 三颈瓶中加入绝对无水乙醇 50mL，分次加入金属钠丝 2.6g，待反应缓慢进行时，开始搅拌。金属钠丝消失后，加入 10g 化合物Ⅰ和 4.4g 尿素，加完后随即升温至 80～82℃。停止搅拌，保温反应 80min（停止搅拌 5～10min 后，料液中有小气泡逸出，并逐渐呈微沸状态，有时较激烈）。反应完毕，将回流装置改为蒸馏装置。在搅拌下慢慢蒸去乙醇，至常压下不再有液滴蒸出时，再减压蒸馏完全。剩余物用 85mL 水溶解，倾入盛有 20mL 稀盐酸（盐酸：水＝1∶1）的 250mL 烧杯中，调节 pH 为 3～4，析出结晶，抽滤，在恒温干燥箱中干燥，称重，得化合物Ⅱ。

4. 巴比妥的精制

将化合物Ⅱ置于 150mL 单口瓶中，按照比例（巴比妥：水＝1g∶16mL）加入水，加热使其全部溶解。稍冷加入活性炭少许，脱色 10min 趁热抽滤，滤液冷至室温，析出白色结晶。抽滤，少量水洗，在恒温干燥箱中干燥，称量，得化合物Ⅱ精制品，计算产率。

5. 结构确证

① 红外吸收光谱法。

② 标准物 TLC 对照法。

③ 核磁共振光谱法。

④ 熔点测定法，熔点参考值：189～192℃。

6. 鉴别与含量测定

【鉴别】

丙二酰脲类鉴别反应：巴比妥含有丙二酰脲结构，在碳酸钠试液中与硝酸银反应生成白色沉淀，振摇，沉淀溶解；继续加入过量的硝酸银试液，沉淀不再溶解。

【含量测定】

取本品约 0.2g，精密称定，加甲醇 40mL 使其溶解，再加新制的 3% 无水碳酸钠溶液 15mL，按照电位滴定法，用硝酸银液（0.1mol·L^{-1}）滴定，即得。每 1mL 的硝酸银液（0.1mol·L^{-1}）相当于 18.42mg 的巴比妥。

五、注意事项

1. 在二乙基丙二酸二乙酯的制备过程中，注意乙醇的无水性。

2. 实验中所使用的仪器都应干燥处理，防止水分带入到反应装置中。

3. 在使用金属钠时，取出后要将金属钠的外皮切除，再进行切丝，加入反应瓶中，废弃的钠外皮不可随意丢弃，应集中由专人处理。

4. 尿素要在 60℃ 干燥 4h。

六、思考题

1. 制备无水试剂时应注意什么问题？为什么加热回流和蒸馏时冷凝管的顶端和接收器支管上要装置氯化钙干燥管？

2. 工业上怎样制备无水乙醇（99.5%）？

3. 对于液体产物，通常如何精制？本实验用水洗涤提取液的目的是什么？

七、附注

加入邻苯二甲酸二乙酯的目的是利用它和氢氧化钠进行如下反应：

$$\text{邻苯二甲酸二乙酯} + 2NaOH \longrightarrow \text{邻苯二甲酸二钠} + 2C_2H_5OH$$

从而避免了乙醇与氢氧化钠生成的乙醇钠再和水作用，这样制得的乙醇可达到极高的纯度。

【参考文献】

[1] 刘琪，梅洪波，刘野，等. 镇静催眠药巴比妥酸的合成研究 [J]. 辽宁化工，2019，48（1）：33-34，38.

[2] 刘纯县，刘泽红，庞凯，等. 巴比妥与三聚氰胺的共振散射光谱研究 [J]. 疾病监测与控制，2018，12（4）：259-262.

[3] 夏祥宇，王治明，马永敏. FeCl$_3$ 催化合成巴比妥酸的烷基化衍生物 [J]. 合成化学，2019，27（3）：189-193.

（卜明 齐齐哈尔医学院）

实验十三 地巴唑盐酸盐的合成

预习准备

1. 地巴唑盐酸盐的结构特点、理化性质及临床应用。

2. 地巴唑盐酸盐的合成方法与原理。

3. 地巴唑盐酸盐药物质量标准。

一、实验目的

1. 熟悉合成杂环药物的方法。
2. 掌握脱水反应原理及操作技术。

二、实验原理

1. 药物简介

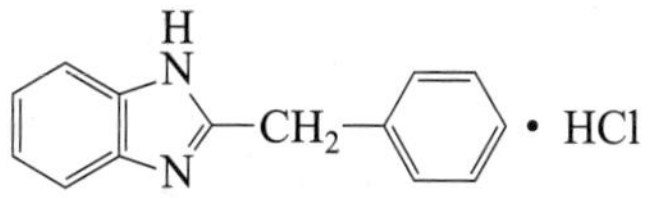

地巴唑盐酸盐

地巴唑盐酸盐化学名为 2-苄基苯并咪唑盐酸盐，为白色结晶性粉末，无臭，略溶于热水、乙醇，几乎不溶于氯仿和苯，熔点为 182～186℃。

地巴唑盐酸盐为抗高血压药，使血压略有下降。本品可用于轻度高血压、脑血管痉挛、胃肠平滑肌痉挛、脊髓灰质炎后遗症及外周性面神经麻痹等。

药理实验证明地巴唑盐酸盐为血管扩张降压剂。其药理作用为直接松弛血管平滑肌，使血管扩张、血管阻力下降而降低血压。对胃肠道平滑肌也有解痉作用，对中枢神经有轻度兴奋作用。

2. 合成路线

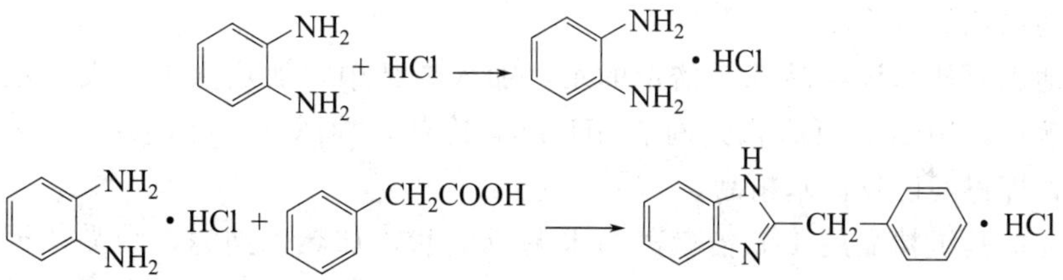

地巴唑盐酸盐

三、仪器、试剂及原料用量

1. 主要仪器

烧杯，三颈瓶（标准口，60mL），机械搅拌器，温度计，直形冷凝管，蒸馏头，弯接管，接收瓶，布氏漏斗，抽滤瓶，循环水泵，真空泵，熔点仪，其它检测仪器等。

2. 主要试剂

浓盐酸，邻苯二胺，活性炭，乙醇，苯乙酸，10%氢氧化钠，其它检测试剂等。

3. 主要原料规格及用量

原料	规格	用量	
		体积/mL	质量/g
浓盐酸	CP	11.2	—
邻苯二胺	CP		10.8

原料	规格	用量	
		体积/mL	质量/g
活性炭	AR		1
乙醇	AR	适量	—
邻苯二胺单盐酸盐	自制		7.2
苯乙酸	CP		7.6
氢氧化钠	10%	适量	—

四、实验步骤

1. 地巴唑盐酸盐的制备

将浓盐酸 11.2mL 稀释至 17.4mL，取其半量加入 50mL 烧杯中，盖上表面皿，于石棉网上加热至近沸。一次性加入邻苯二胺 10.8g，用玻璃棒搅拌，使固体溶解，然后加入余下的盐酸和活性炭 1g，搅匀，趁热抽滤。滤液冷却后，析出结晶，抽滤，结晶用少量乙醇洗三次，抽滤，干燥，得白色或粉红色针状结晶，即为邻苯二胺单盐酸盐。

在装有搅拌器、温度计和蒸馏装置的 60mL 三颈瓶中，加入苯乙酸 7.6g，砂浴加热，使内温达 90～100℃。待苯乙酸熔化后，在搅拌下加入邻苯二胺单盐酸盐。升温至 150℃ 开始脱水，然后慢慢升温，于 160～240℃ 反应 3h（大部分时间控制在 200℃ 左右）。反应结束后，使反应液冷却到 150℃ 以下，趁热慢慢向反应液中加入 4 倍量的沸水，搅拌溶解，加活性炭脱色，趁热抽滤，将滤液立即转移到烧杯中，搅拌，冷却，结晶，抽滤，结晶用少量水洗三次，得地巴唑盐基粗品。

取约为地巴唑盐基湿粗品 5.5 倍量的水，加入烧杯中，加热煮沸，投入地巴唑盐基粗品，加热溶解后，用 10% 氢氧化钠调节 pH＝9，冷却，抽滤，结晶，再用少量蒸馏水洗至中性，抽滤，即得地巴唑盐基精品。

将地巴唑盐基湿精品用 1.5 倍量蒸馏水调成糊状，加热，抽滤，结晶，再用盐酸调节 pH 为 4～5，使其完全溶解。加活性炭脱色，趁热抽滤，使滤液冷却，析出晶体，用蒸馏水洗三次，得地巴唑盐粗品。

将地巴唑盐粗品用 2 倍量蒸馏水加热溶解，加活性炭脱色，趁热抽滤，滤液冷却，析出结晶。抽滤，用蒸馏水洗三次，抽滤，干燥，测熔点，计算产率。

2. 鉴别、检查与含量测定

【鉴别】

（1）取本品约 0.1g，加适量的热水溶解后，加氢氧化钠试液使其成碱性，即析出沉淀，过滤。沉淀用适量水洗涤后，在 105℃ 干燥，测定熔点为 185～189℃。

（2）取本品约 10mg，加水 1mL 溶解后，加碘化汞钾试液或钨硅酸试液，均产生白色沉淀。

（3）本品的水溶液显氯化物的鉴别反应。取供试品溶液，加稀硝酸使其成酸性后，滴加硝酸银试液，即生成白色凝乳状沉淀；分离，沉淀加氨试液即溶解，再加稀硝酸酸化后，沉淀再次生成。

【检查】

干燥失重 取供试品适量，置于与供试品同样条件下干燥至恒重的称量瓶中，精密称定。称量瓶放入干燥箱中105℃（±1℃）干燥2h，瓶盖半开或置于瓶旁。取出后，盖好瓶盖，置于干燥器中放置15min精密称重（放置时间与称重顺序与空称量瓶一致），直到恒重，减失重量不得超过1.0%。

炽灼残渣 取供试品1.0g，置于已炽灼至恒重的坩埚中，精密称定，缓缓炽灼至完全炭化，放冷。加硫酸0.5～1mL使其湿润，低温加热至硫酸蒸气除尽后，在600℃炽灼使其完全灰化，移至干燥器内，放冷（约30～60min），精密称定后，再在600℃炽灼至恒重，遗留残渣不得超过0.1%。

重金属 取炽灼残渣项遗留的残渣，加硝酸0.5mL，蒸干，至氧化氮蒸气除尽后，放冷，加盐酸2mL，置于水浴上蒸干后加水15mL，滴加氨试液至对酚酞指示液显微粉红色，再加醋酸盐缓冲液（pH＝3.5）2mL，微热溶解后，移置纳氏比色管中，加水稀释成25mL，作为甲管。另取配制供试品溶液的试剂，置于瓷皿中蒸干后，加醋酸盐缓冲液（pH＝3.5）2mL与水15mL，微热溶解后，移置纳氏比色管中，加标准铅溶液1mL，再用水稀释成25mL，作为乙管。再在甲、乙两管中分别加硫代乙酰胺试液各2mL，摇匀，放置2min，一起置于白纸上，自上向下透视，供试品液与对照液相比较，颜色不得更深，即重金属不得超过百万分之十。

砷盐 取供试品1g，加氢氧化钙1g混合，加水少量，搅匀，干燥后，用小火炽热使其炭化，在500～600℃使其完全灰化，放冷，加盐酸5mL和水23mL使其溶解，置于A瓶中作为供试液。精密量取标准砷溶液2mL，置于A瓶中，加盐酸5mL与水21mL，作为对照溶液，分别在供试液和对照液中加碘化钾试液5mL与酸性氯化亚锡5滴，在室温放置10min后，加锌粒2g，立即将已准备好的导气管C密塞于A瓶上，并将A瓶置于25～40℃水浴中，反应45min，取出碘化汞试纸，即得。比较砷斑，供试品不得比对照品更深（0.0002%）。

【含量测定】

取本品约0.15g，精密称定，加冰醋酸10mL溶解后，加醋酸汞试液5mL与结晶紫指示液1滴，用高氯酸液（0.1mol·L^{-1}）滴定至溶液显蓝色，并将滴定的结果用空白试验校正，即得。每1mL的高氯酸液（0.1mol·L^{-1}）相当于24.47mg的$C_{14}H_{12}N_2·HCl$。

五、注意事项

1. 用盐酸溶解邻苯二胺时，温度不宜过高，约80～90℃即可，否则所生成的邻苯二胺单盐酸盐颜色变深。由于邻苯二胺单盐酸盐在水中溶解度较大，故所用仪器应尽量干燥。邻苯二胺单盐酸盐制备好后，应先在空气中吹去大部分溶媒，然后再于红外灯下干燥。否则，产品长时间在红外灯下照射，易被氧化成浅红色。

2. 在环合反应过程中，气味较大，可将出气口导至水槽，温度上升速度视蒸出水的速度而定。开始由160℃逐渐升至200℃，较长时间维持在200℃左右，最后半小时升至240℃，但不得超过240℃，否则邻苯二胺被破坏，产生黑色树脂状物，产率明显下降。在加入沸水前，反应液须冷却到150℃以下，以防反应瓶破裂。

3. 在精制地巴唑盐基时，结晶用少量蒸馏水洗至中性的目的是洗去未反应的苯乙酸。

六、思考题

1. 在邻苯二胺单盐酸盐制备中，取半量盐酸加热近沸，此时为什么温度不宜过高？

2. 环合反应温度太高有何不利？为什么？

七、附注

本实验涉及常用试剂试液的配制方法如下：

（1）氢氧化钠试液：取氢氧化钠 4.3g，加水溶解至 100mL。

（2）碘化汞钾试液：取二氯化汞 1.36g，加水 60mL 使其溶解；另取碘化钾 5g，加水 10mL 使其溶解，将两液混合，加水稀释至 100mL。

（3）硝酸银试液：取硝酸银 1.75g，加水溶解至 100mL。

（4）氨试液：取浓氨溶液 40mL，加水稀释至 100mL。

（5）硫代乙酰胺试液：取硫代乙酰胺 4g，加水溶解至 100mL，置于冰箱中保存。临用前取混合液（由 $1mol \cdot L^{-1}$ 氢氧化钠溶液 15mL、水 5.0mL 及甘油 20mL 组成）5.0mL，加上述硫代乙酰胺溶液 1.0mL，置于水浴上加热 20s，冷却，立即使用。

（6）碘化钾试液：取碘化钾 16.5g，加水溶解至 100mL。本溶液应临用新制。

（7）醋酸汞试液：取醋酸汞 5g，研细，加温热的冰醋酸使其溶解至 100mL。本溶液应置于棕色瓶内，密闭保存。

（8）醋酸盐缓冲液（pH＝3.5）：取醋酸铵 25g，加水 25mL 溶解后，加 $7mol \cdot L^{-1}$ 盐酸溶液 38mL，用 $2mol \cdot L^{-1}$ 盐酸溶液或 $5mol \cdot L^{-1}$ 氨溶液准确调节 pH 至 3.5（电位法指示），用水稀释至 100mL。

【参考文献】

[1] 中华人民共和国卫生部药典委员会. 中华人民共和国卫生部药品标准-化学药品及制剂：第一册 [M]. 北京：中华人民共和国卫生部药典委员会，1989.
[2] 毛郑州，王朝阳，侯晓娜，等. 苯并咪唑类化合物的合成研究进展 [J]，有机化学，2008，28（3）：542-547.
[3] 吕维忠，刘波，罗仲宽，等. 微波辐射下 2-苯基苯并咪唑的合成和晶体结构 [J]，精细化工，2008，25（2）：121-124.

（阳春苗　广西中医药大学赛恩斯新医药学院）

实验十四　硝苯地平的合成

预习准备

1. 硝苯地平的理化性质及临床应用。
2. 环合反应的种类、特点及操作条件。
3. 薄层色谱法跟踪反应的操作方法。

一、实验目的

1. 熟悉用 Hantzsch 反应合成二氢吡啶类钙离子拮抗剂的原理和方法。
2. 掌握用薄层色谱法跟踪反应的操作方法。

二、实验原理

1. 药物简介

硝苯地平，化学名为 1,4-二氢-2,6-二甲基-4-(2-硝基苯基)-3,5-吡啶二甲酸二甲酯，是无臭无味的黄色针状结晶或结晶性粉末，遇光不稳定，几乎不溶于水，极易溶于丙酮、二氯甲烷、三氯甲烷，能溶于乙酸乙酯，略溶于甲醇、乙醇，熔点为 171～175℃。其化学结构式为：

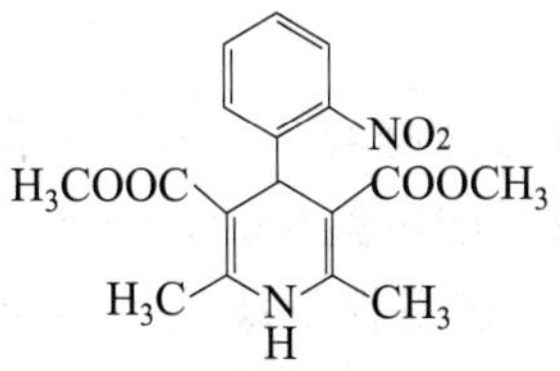

硝苯地平是 20 世纪 80 年代末出现的第一个二氢吡啶类抗心绞痛药物，用于治疗冠心病、冠脉痉挛、高血压、心肌梗死等症状。硝苯地平能抑制心肌对钙离子的摄取，降低心肌兴奋-收缩偶联中 ATP 酶的活性，使心肌收缩力减弱，降低心肌耗氧量，增加冠脉血流量。本品通过扩张周边血管，降低血压，改善脑循环，适用于各种类型的高血压，对重度顽固性和伴有心力衰竭的高血压患者有较好疗效。

2. 合成路线

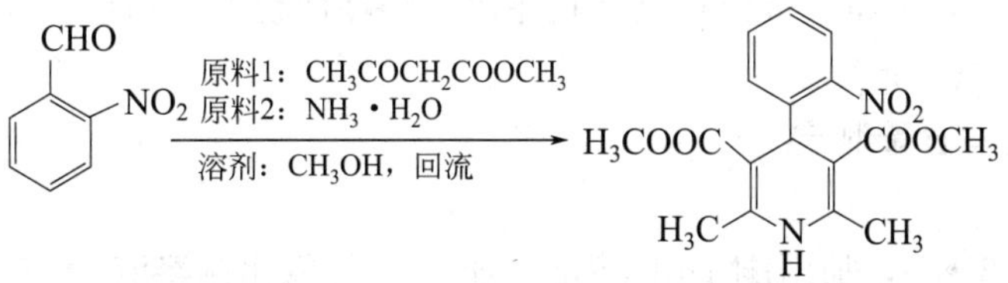

三、主要仪器、试剂及原料用量

1. 主要仪器

球形冷凝管，三颈瓶（100mL），单口瓶（100mL），水泵，抽滤瓶，布氏漏斗，恒压滴液漏斗，滤纸，药匙，量筒，烧杯，磁力搅拌子，磁力搅拌电热套，烘箱，天平，称量纸，旋转蒸发仪，红外快速干燥箱，熔点测定仪，薄层层析硅胶板，层析缸，紫外灯，其它检测仪器等。

2. 主要试剂

邻硝基苯甲醛，乙酰乙酸甲酯，氨水，甲醇，石油醚，乙酸乙酯，其它检测试剂等。

3. 主要原料规格及用量

原料	规格	用量	
		体积/mL	质量/g
邻硝基苯甲醛	CP 或 AR(≥98%)	—	5.0
乙酰乙酸甲酯	CP 或 AR(97%)	9	9.7

原料	规格	用量	
		体积/mL	质量/g
氨水	CP 或 AR(28%～30%)	19	16.4
甲醇	CP 或 AR	12	9.5

四、实验步骤

1. 硝苯地平的制备

在装有干净的磁力搅拌子、球形冷凝管、恒压滴液漏斗、温度计的 100mL 三颈瓶中，依次加入邻硝基苯甲醛 5.0g、乙酰乙酸甲酯 9mL、甲醇氨饱和溶液 30mL［甲醇 12mL 加氨水（28%～30%）18mL，附注 1］。在搅拌下缓慢加热至回流，反应 2h 后补加 1mL 氨水（附注 2），用薄层色谱法跟踪反应（展开剂为石油醚：乙酸乙酯＝4：1，V/V）。继续反应 2～3h 后，薄层板上原料邻硝基苯甲醛的斑点基本消失，反应主产物新点显著，R_f＝0.4。停止反应，静置冷却至室温。如无固体析出，可在旋转蒸发仪上蒸出甲醇至有黄色结晶析出，抽滤，用少量水洗固体得粗产品。于红外灯下干燥，测熔点，计算产率。

2. 硝苯地平的精制

将粗产品投入装有球形冷凝管、干净磁力搅拌子的 100mL 单口瓶中，在缓慢加热下边搅拌边加入甲醇至刚好溶解，加热回流 5min，静置，冷却至大量固体析出，抽滤。滤饼用少量冰甲醇洗涤，75℃干燥，得淡黄色针状晶体或结晶性粉末。称重，测熔点（熔点文献值 172～174℃），计算精品产率。

3. 鉴别、检查与含量测定

【鉴别】

（1）取本品约 25mg，加丙酮 1mL 溶解，加 20%氢氧化钠溶液 3～5 滴，振摇，溶液显橙红色。

（2）取本品适量，加三氯甲烷 2mL 使其溶解，加无水乙醇制成每 1mL 约含 15μg 的溶液，按照紫外-可见分光光度法（通则 0401）测定，在波长 237nm 处有最大吸收，在 320～355nm 处有较大的宽幅吸收。

（3）本品的红外光吸收图谱应与对照的图谱（光谱集 469 图）一致。

【检查】

有关物质 避光操作。取本品，精密称定，加甲醇溶解并定量稀释制成每 1mL 中约含 1mg 的溶液，作为供试品溶液。另取 2,6-二甲基-4-(2-硝基苯基)-3,5-吡啶二甲酸二甲酯（杂质Ⅰ）对照品与 2,6-二甲基-4-(2-亚硝基苯基)-3,5-吡啶二甲酸二甲酯（杂质Ⅱ）对照品，精密称定，加甲醇溶解并定量稀释制成每 1mL 中各约含 10μg 的混合溶液，作为对照品贮备液。分别精密量取供试品溶液与对照品贮备液各适量，用流动相定量稀释制成每 1mL 中分别含硝苯地平 2μg、杂质Ⅰ1μg 和杂质Ⅱ1μg 的混合溶液，作为对照溶液。照高效液相色谱法（通则 0512）试验，以十八烷基硅烷键合硅胶为填充剂；以甲醇-水（60：40）为流动相；检测波长为 235nm。取硝苯地平对照品、杂质Ⅰ对照品与杂质Ⅱ对照品各适量，加甲醇溶解并稀释制成每 1mL 中各约含 1mg、10μg 和 10μg 的混合溶液，取 20μL，注入液相色谱仪，杂质Ⅰ峰、杂质Ⅱ峰与硝苯地平峰之间的分离度均应符合要求。精密量取供试品溶液与对照品溶液各 20μL，分别注入液相色谱仪，记录色谱图至主成分峰保留时间的 2 倍。供试品溶液的色谱图中如有与杂质Ⅰ、杂质Ⅱ峰保留时间一致的色谱峰，按外标法以峰面积计算，均不得超过 0.1%；其它单个杂质峰面积不得大于对照品溶液中硝苯地平峰面积（0.2%）；杂质总量不得超过 0.5%。

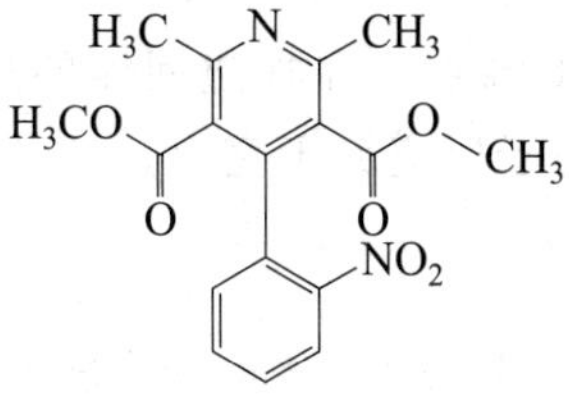

杂质Ⅰ $C_{17}H_{16}N_2O_6$　分子量：344.32

2,6-二甲基-4-(2-硝基苯基)-3,5-吡啶二甲酸二甲酯

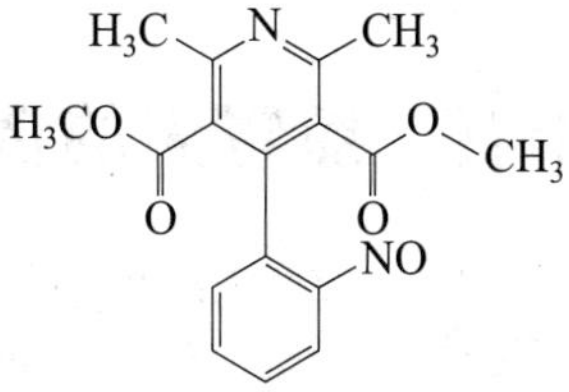

杂质Ⅱ $C_{17}H_{16}N_2O_5$　分子量：328.32

2,6-二甲基-4-(2-亚硝基苯基)-3,5-吡啶二甲酸二甲酯

干燥失重　取本品，在 105℃干燥至恒重，减失重量不得超过 0.5%（通则 0831）。

炽灼残渣　取本品 1.0g，依法检查（通则 0841），遗留残渣不得超过 0.1%。

重金属　取炽灼残渣项遗留的残渣，依法检查（通则 0821 第二法），含重金属不得超过百万分之十。

【含量测定】

取本品约 0.4g，精密称定，加无水乙醇 50mL，微温使其溶解，加高氯酸溶液（取 70% 高氯酸 8.5mL，加水至 100mL）50mL、邻二氮菲指示液 3 滴，立即用硫酸铈滴定液（0.1mol·L^{-1}）滴定，至近终点时，在水浴中加热至 50℃左右，继续缓慢滴定至橙红色消失，并将滴定的结果用空白试验校正。每 1mL 硫酸铈滴定液（0.1mol·L^{-1}）相当于 17.32mg 的 $C_{17}H_{18}N_2O_6$。

五、注意事项

1. 制备硝苯地平时，应缓慢加热，且温度不宜过高。如发现反应物溶剂蒸干，可少量添加甲醇及氨水继续反应。

2. 反应结束后，有可能已经有大量黄色结晶析出，如反应液中无固体析出，可在旋转蒸发仪上蒸出部分甲醇促进产物析出。

六、思考题

1. 试述本实验中环合反应的反应机理。

2. 为何反应温度不宜过高？

3. 为什么反应过程中需要补加氨水？

七、附注

1. 甲醇氨饱和溶液应现配现用（甲醇：30%浓氨水＝1：1.5，V/V）。

2. 由于浓氨水的沸点低于甲醇的沸点，在加热回流的过程中氨水大量挥发，导致原料反应不充分，中途补加一次氨水有助于反应趋于完全。

【参考文献】

[1] 李飞，杨加强．药物化学实验［M］.武汉：华中科技大学出版社，2019.

[2] 孙铁民．药物化学实验[M].2版．北京：中国医药科技出版社，2017.

[3] 国家药典委员会．中华人民共和国药典：二部［M］.2020年版．北京：中国医药科技出版社，2020.

（余海峰　湖北科技学院）

实验十五　氯霉素的合成

预习准备

1. 溴化、Delepine、乙酰化、羟甲基化、Meerwein-Ponndorf-Verley 羰基还原、水解、拆分、二氯乙酰化等反应的原理及方法。

2. 氯霉素及其中间体的立体化学。

3. 各步反应的基本操作和终点的控制。

4. 播种结晶法拆分外消旋混合物的原理和操作过程，以及利用旋光仪测定光学异构体质量的方法。

一、实验目的

1. 熟练应用 Delepine 反应合成伯胺的方法和 Meerwein-Ponndorf-Verley 还原反应。

2. 熟悉氯霉素及其中间体的立体化学。

3. 掌握各步反应的基本操作。

4. 熟练掌握拆分外消旋体的操作技术。

5. 通过本实验使学生对药物的手性合成有了一定的基本认识。

二、实验原理

1. 药物简介

氯霉素呈白色或微黄色的针状、长片状结晶或结晶性粉末，味苦，易溶于甲醇、乙醇、丙酮或丙二醇，微溶于水。氯霉素的化学名为（1R,2R)-(－)-1-(对硝基苯基)-2-(二氯乙酰氨基)-1,3-丙二醇。氯霉素分子中有 2 个手性碳原子，有 4 个旋光异构体，其 4 个异构体中仅（1R,2R)-(－)-[或 D-(－)-苏阿糖型] 有抗菌活性，为临床所使用。其熔点为 149～153℃，比旋光度：$[\alpha]_D^{25}＝-25.5$（乙酸乙酯）；$[\alpha]_D^{25}＝+18.5～21.5$（无水乙醇）。其化学结构式为：

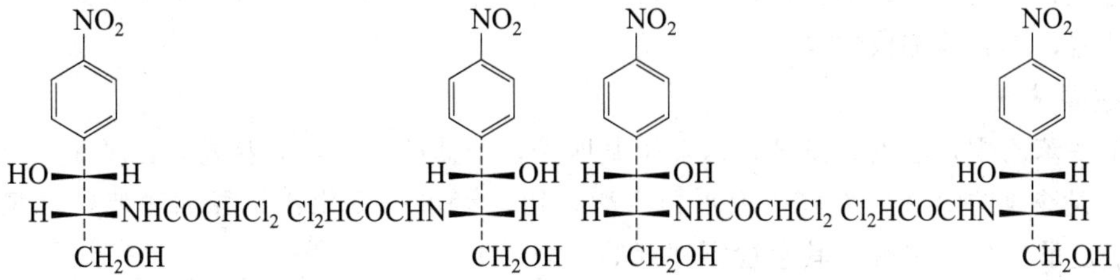

$$(1R,2R)\text{-}(-) \qquad (1S,2S)\text{-}(+) \quad (1S,2R)\text{-}(-) \qquad (1R,2S)\text{-}(+)$$

2. 合成路线

我国以对硝基苯乙酮（Ⅰ）为原料，经溴代生成对硝基-α-溴代苯乙酮（Ⅱ）；与六亚甲基四胺成盐（Ⅲ）；经盐酸水解得对硝基-α-氨基苯乙酮盐酸盐（Ⅳ）；用乙酸酐酰化得对硝基-α-乙酰氨基乙酮（Ⅴ）；与甲醛缩合得对硝基-α-乙酰氨基-β-羟基苯丙酮（Ⅵ）；在异丙醇中用异丙醇铝还原为消旋体 dl-苏阿糖型-1-（对硝基苯基）-2-（乙酰氨基）-1,3-丙二醇（Ⅶ）；用盐酸脱去乙酰基得 dl-苏阿糖型-1-（对硝基苯基）-2-氨基-1,3-丙二醇盐酸盐（Ⅷ）；用 15% 氢氧化钠溶液中和得 dl-氨基物（Ⅸ）；用诱导结晶法拆分得 D-（-）-苏阿糖型-1-对硝基苯基-2-氨基-1,3-丙二醇（Ⅹ）；将（Ⅹ）在甲醇中与二氯乙酸甲酯作用即得本品。

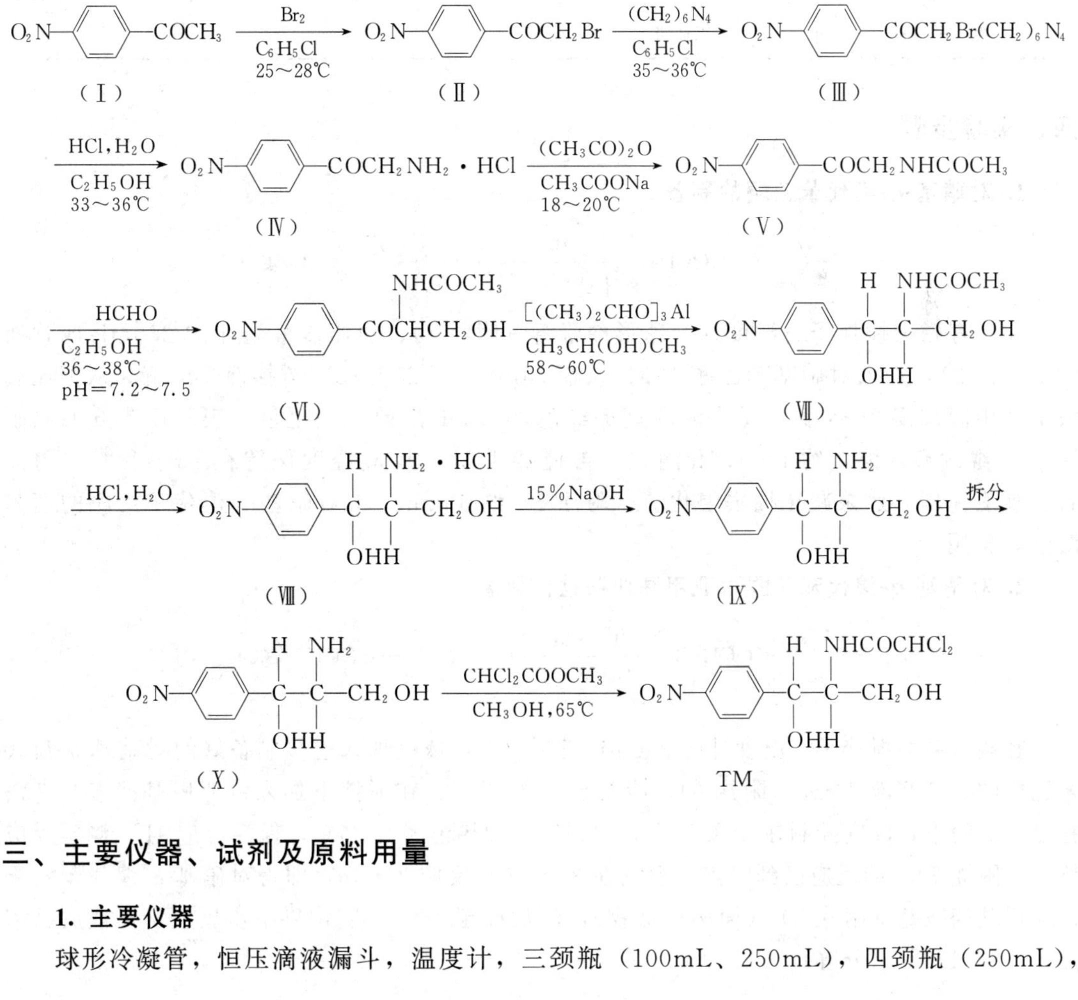

三、主要仪器、试剂及原料用量

1. 主要仪器

球形冷凝管，恒压滴液漏斗，温度计，三颈瓶（100mL、250mL），四颈瓶（250mL），磁力搅拌子，药匙，量筒，三角漏斗，结晶皿，真空玻璃塞，玻璃棒，分液漏斗，研钵，滴管，抽滤瓶，布氏漏斗，烧杯，烘箱，红外快速干燥器，熔点测定仪，天平，水泵，集热式磁力搅拌器，其它检测仪器等。

2. 主要试剂

对硝基苯乙酮，液溴，氯苯，六亚甲基四胺，浓盐酸，乙醇，精盐，乙酸酐，乙酸钠溶液，饱和碳酸氢钠溶液，甲醛，无水异丙醇，铝，无水三氯化铝，异丙醇铝，氢氧化钠溶液，二氯乙酸甲酯，甲醇，其它检测试剂等。

3. 主要原料规格及用量

原料	规格	用量	
		体积/mL	质量/g
对硝基苯乙酮	CP	—	10
溴	AR	—	9.7
氯苯	CP(95%以上)	75	—
六亚甲基四胺	CP	—	8.5
乙酸酐	CP	10	—
二氯乙酸甲酯	工业级	3	3.4

四、实验步骤

1. 对硝基-α-溴代苯乙酮的制备

$$O_2N\!\!-\!\!\boxed{}\!\!-\!\!COCH_3 \xrightarrow[C_6H_5Cl,25\sim28℃]{Br_2} O_2N\!\!-\!\!\boxed{}\!\!-\!\!COCH_2Br$$

在装有磁力搅拌子、温度计、球形冷凝管（附注 1）、恒压滴液漏斗的 250mL 四颈瓶中（附注 2），加入对硝基苯乙酮 10g，氯苯 75mL，于 25～28℃搅拌使其溶解。从恒压滴液漏斗中滴加溴 2～3 滴，反应液即呈棕红色，10min 内褪去呈橙色，表示反应开始（附注 3）。继续滴加溴，约 1～1.5h 滴完，再搅拌 1.5h，反应温度保持在 25～28℃（附注 4）。反应完毕，水泵减压抽去溴化氢（附注 5）约 30min，得对硝基-α-溴代苯乙酮的氯苯溶液，备用。

2. 对硝基-α-溴代苯乙酮六亚甲基四胺盐的制备

$$O_2N\!\!-\!\!\boxed{}\!\!-\!\!COCH_2Br \xrightarrow[\substack{C_6H_5Cl \\ 35\sim36℃}]{(CH_2)_6N_4} O_2N\!\!-\!\!\boxed{}\!\!-\!\!COCH_2Br(CH_2)_6N_4$$

在装有磁力搅拌子、温度计的 250mL 三颈瓶中，依次加入上步制备好的对硝基-α-溴代苯乙酮的氯苯溶液 20mL（附注 6），冷却至 15℃以下，在搅拌下加入六亚甲基四胺（乌洛托品）的粉末，温度控制在 28℃以下，加完后，加热至 35～36℃，保温反应 1h，测定反应终点（附注 7）。如反应已到终点，继续在 35～36℃反应 20min，即得对硝基-α-溴代苯乙酮六亚甲基四胺盐（附注 8）（简称成盐物），然后冷至 16～18℃，供下步反应。复盐成品熔点：118～120℃（分解）。

3. 对硝基-α-氨基苯乙酮盐酸盐的制备

$$O_2N-\!\!\!\!\bigcirc\!\!\!\!-COCH_2Br(CH_2)_6N_4 \xrightarrow[\substack{C_2H_5OH \\ 33\sim36℃}]{HCl,H_2O} O_2N-\!\!\!\!\bigcirc\!\!\!\!-COCH_2NH_2\cdot HCl$$

在上步制得的成盐物氯苯溶液中，加入精盐（附注 9）3g、浓盐酸（36%）17.2mL（附注 10），冷至 6～12℃，搅拌 3～5min 使成盐物呈颗粒状。待氯苯溶液澄清分层，分出氯苯，立即加入乙醇 37.7mL，搅拌加热，30min 后升温至 32～35℃（附注 11），保温反应 5h。冷至 5℃以下，过滤，滤饼转入烧杯中，加水 19mL，在 32～36℃搅拌 30min。再冷至 -2℃，过滤，用预冷到 2～3℃的乙醇 6mL 洗涤，抽干，得对硝基-α-氨基苯乙酮盐酸盐（附注 12），简称水解物，熔点为 250℃（分解）。

4. 对硝基-α-乙酰氨基苯乙酮的制备

$$O_2N-\!\!\!\!\bigcirc\!\!\!\!-COCH_2NH_2\cdot HCl \xrightarrow[\substack{CH_3COONa \\ 18\sim20℃}]{(CH_3CO)_2O} O_2N-\!\!\!\!\bigcirc\!\!\!\!-COCH_2NHCOCH_3$$

在装有磁力搅拌子、温度计、球形冷凝管和恒压滴液漏斗的 250mL 四颈瓶中，投入上步所得的水解物及水 20mL，搅匀后，冷至 0～5℃，在搅拌下先加入乙酸酐（附注 13）9mL，另取 40%乙酸钠水溶液 29mL 从恒压滴液漏斗中滴入反应液中，30min 内滴完，滴加时控制反应温度不超过 15℃。滴加完毕，升温到 14～15℃，搅拌 1h（在此期间反应液 pH 始终应保持在 3.5～4.5），再补加乙酸酐 1mL，搅拌 10min，测定反应终点（附注 14）。如反应已完全，立即过滤，滤饼用冰水搅成糊状，过滤，再转移至研钵中用饱和碳酸氢钠溶液中和至 pH 为 7.2～7.5，抽滤，滤饼用冰水洗至中性，抽干，压实，得淡黄色结晶（附注 15），简称乙酰化物，熔点为 161～163℃。

5. 对硝基-α-乙酰氨基-β-羟基苯丙酮的制备

$$O_2N-\!\!\!\!\bigcirc\!\!\!\!-COCH_2NHCOCH_3 \xrightarrow[\substack{C_2H_5OH,36\sim38℃ \\ pH=7.2\sim7.5}]{HCHO} O_2N-\!\!\!\!\bigcirc\!\!\!\!-\overset{\overset{\displaystyle NHCOCH_3}{|}}{COCHCH_2OH}$$

在装有磁力搅拌子、温度计、球形冷凝管的 250mL 三颈瓶中，依次加入上步所得的乙酰化物、乙醇 15mL、甲醛溶液 4.3mL（附注 16），搅拌均匀后，用适量的碳酸氢钠饱和水溶液调节 pH 到 7.2～7.5（附注 17），搅拌下缓慢升温，大约 40min 达到 32～35℃，再继续升温至 36～37℃（附注 18），直到反应完全（附注 19）。迅速冷却到 0℃，抽滤，滤饼用 25mL 冰水分次洗涤，抽干，压实，移至培养皿中干燥，得对硝基-α-乙酰氨基-β-羟基苯丙酮，简称缩合物，约 10g，称重，计算产率，熔点为 166～167℃。

6. 异丙醇铝的制备

$$Al+3(CH_3)_2CHOH \xrightarrow[\substack{回流}]{无水\ AlCl_3} [(CH_3)_2CHO]_3Al$$

在装有磁力搅拌子、温度计、球形冷凝管的 250mL 三颈瓶（附注 20）中，依次加入剪短的细铝丝 2.7g、无水异丙醇 63mL、无水三氯化铝 0.3g，在油浴中边搅拌边加热回流（附注 21）至铝丝全部溶解（附注 22），冷却至室温，供下一步反应使用。

7. *dl*-苏阿糖型-1-(对硝基苯基)2-氨基-1,3-丙二醇的制备

在装有上步制备的异丙醇铝的三颈瓶中，加入无水三氯化铝 1.35g，加热至 44~46℃，搅拌 30min。降温至 30℃，加入缩合物 10g，缓慢加热，约在 30min 内升温至 58~60℃，继续反应 4h。冷却到 10℃ 以下，滴加浓盐酸 70mL（附注 23），滴加完毕，加热至 70~75℃，水解 2h，最后 30min 时，加活性炭脱色，趁热过滤。滤液冷至 5℃ 以下，放置 1h，析出的固体用预冷到 5℃ 以下的 20%（浓度约 0.54mol·L^{-1}）盐酸 8mL 洗涤（附注 24）。将固体溶于 12mL 水中，加热至 45℃，滴加 15%（浓度约 3.75mol·L^{-1}）氢氧化钠溶液调节 pH 至 6.5~7.6（附注 25）。过滤，滤液再用 15%氢氧化钠溶液调节 pH 至 8.4~9.3（附注 26）。冷却至 5℃ 以下，放置 1h，抽滤，滤饼用少量冰水洗涤，抽干，移至培养皿中烘干，得 *dl*-苏阿糖型-1-(对硝基苯基)-2-氨基-1,3-丙二醇（简称 *dl*-氨基物），称重，计算产率（约 60%），熔点为 143~145℃。

8. D-(—)-苏阿糖型-1-(对硝基苯基)-2-氨基-1,3-丙二醇的制备

（1）拆分

在装有磁力搅拌子、温度计、球形冷凝管的 250mL 三颈瓶中，依次投入 *dl*-氨基物 5.3g、L-氨基物 2.1g、*dl*-氨基物盐酸盐 16.5g（附注 27）、蒸馏水 78mL，搅拌，水浴加热，在 61~63℃ 维持约 20min。待固体全部溶解后（附注 28），缓慢自然冷却至 45℃，开始析出晶体（附注 29）。再在 70min 内缓慢冷却至 29~30℃，迅速抽滤，滤饼用 70℃ 左右的热蒸馏水 3mL 洗涤，抽干，在红外灯下烘干，得微黄色 L-氨基物粗品结晶 4.2g，熔点为 157~159℃。滤液再加入 *dl*-氨基物 4.2g 重复以上操作，得 D-氨基物粗品 4.2g。

（2）精制 在 100mL 烧杯中，加入 D-氨基物或 L-氨基物 4.5g、稀盐酸（1mol·L^{-1}）25mL，加热至 30~35℃，使其溶解。加活性炭脱色，趁热抽滤，滤液用 15%氢氧化钠溶液调节 pH 至 9.3，析出结晶。再在 30~35℃ 保温 10min，抽滤，用蒸馏水洗至中性，抽干，红外灯下烘干，得白色结晶，熔点为 160~162℃。

（3）比旋光度 $[\alpha]$ 测定 取本品 2.4g，精密称定，置于 100mL 容器中，加 1mol·L^{-1} 盐酸（不需标定）至刻度，照旋光度测定法测定（通则 0621），旋光度 α 应为（+）/（—）1.36°~1.40°。

根据比旋光度计算氨基物含量：

$$\text{含量}(\%) = \frac{[\alpha]_D^T}{29.5} \times 100\% = \frac{100\alpha}{lc \times 29.5} \times 100\% = \frac{100\alpha}{2 \times 2.4 \times 29.5} \times 100\%$$

式中　[α]——比旋光度；

　　　　D——钠光谱的 D 线；

　　　　T——测定时的温度，℃；

　　　　α——测得的旋光度；

　　　　l——测定管长度，dm；

　　　　c——每 100mL 溶液中含有被测物质的质量（按干燥品或无水物计算），g；

　　29.5——换算系数。

9. 氯霉素的制备

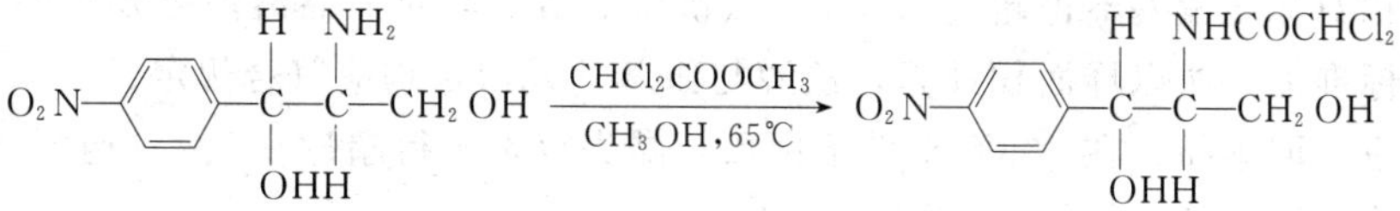

在装有磁力搅拌子、温度计、球形冷凝管的 100mL 三颈瓶中（附注 30），依次投入 D-氨基物 4.5g、甲醇 10mL、二氯乙酸甲酯 3mL（附注 31）。在 60～65℃搅拌反应 1h，随后加入活性炭 0.2g，保温脱色 3min，趁热过滤。向滤液中以 1mL·min^{-1} 的速度滴加蒸馏水，至有少量结晶析出时停止加水，稍停片刻，继续加入剩余的水（共 33mL）。冷至室温，放置 30min，抽滤，滤饼用 4mL 蒸馏水洗涤，抽干，压实，于 105℃烘干，得目标物氯霉素，称重，计算产率，熔点为 149.5～153℃。

10. 鉴别、检查与含量测定

【鉴别】

（1）取本品约 10mg，加稀乙醇 1mL 溶解后，加 1% 氯化钙溶液 3mL 与锌粉 50mg，置于水浴上加热 10min。倾取上清液，加苯甲酰氯约 0.1mL，立即强力振摇 1min，加三氯化铁试液 0.5mL 与三氯甲烷 2mL，振摇，水层显紫红色。如按同一方法，但不加锌粉试验，应不显色。

（2）在含量测定项记录的色谱图中，供试品溶液主峰的保留时间应与对照品溶液主峰的保留时间一致。

（3）本品的红外光吸收图谱应与对照的图谱（光谱集 507 图）一致。

【检查】

结晶性　取本品少许，依法检查（通则 0981），应符合规定。

酸碱度　取本品，加水制成每 1mL 中含 25mg 的混悬液，依法测定（通则 0631），pH 应为 4.5～7.5.

有关物质　精密称取本品适量，加甲醇适量（每 10mg 氯霉素加甲醇 1mL）使其溶解后，用流动相定量稀释制成每 1mL 中含 0.5mg 的溶液，摇匀，作为供试品溶液。另精密称取氯霉素二醇物对照品与对硝基苯甲醛对照品适量，加甲醇适量（每 10mg 氯霉素二醇物加甲醇 1mL）使其溶解，用流动相定量稀释制成每 1mL 中含氯霉素二醇物 5μg 与对硝基苯甲醛 3μg 的混合溶液，作为杂质对照溶液。照含量测定项的色谱条件，精密量取供试品溶液与杂质对照溶液各 10μL，分别注入液相色谱仪，记录色谱图。按外标法以峰面积计算，含氯霉素二醇物不得超过 1.0%，含对硝基苯甲醛不得超过 0.5%。

残留溶剂　取本品约 0.5g，精密称定，置于 10mL 容量瓶中，加二甲基亚砜溶解并稀释至刻度，摇匀，作为供试品贮备液，精密量取 2mL 置于顶空瓶中，再精密加二甲基亚砜 1mL，摇匀，密封，作为供试品溶液。精密称取氯苯约 36mg、乙醇约 500mg，置于 100mL

容量瓶中，加二甲基亚砜稀释至刻度，摇匀，作为对照品贮备液。精密量取对照品贮备液1mL置于顶空瓶中，再精密加二甲基亚砜2mL，摇匀，密封，作为系统适用性溶液。精密量取对照品贮备液1mL置于顶空瓶中，精密加供试品贮备液2mL，摇匀，密封，作为对照品溶液。照残留溶剂测定法（通则0861第二法）测定，以6%氰丙基苯基-94%二甲基聚硅氧烷（或极性相近）为固定液的毛细管柱为色谱柱，起始温度为40℃，维持10min，再以10℃·min^{-1}的速率升至200℃，维持4min；进样口温度为250℃；检测器温度为300℃；顶空瓶平衡温度为85℃，平衡时间为45min。取系统适用性溶液顶空进样，洗脱顺序依次为乙醇、氯苯，各色谱峰之间的分离度应符合要求。取对照品溶液顶空进样，计算数次连续进样结果，相对标准偏差不得超过5.0%。取供试品溶液与对照品溶液分别顶空进样，记录色谱图，用标准加入法以峰面积计算，乙醇与氯苯的残留量均应符合规定。

干燥失重 取本品，在105℃干燥至恒重，减失重量不得超过0.5%（通则0831）。

炽灼残渣 不得超过0.1%（通则0841）。

【含量测定】

照高效液相色谱法（通则0512）测定。

色谱条件与系统适用性试验 以十八烷基硅烷键合硅胶为填充剂；以0.01mol·L^{-1}庚烷磺酸钠缓冲溶液（取磷酸二氢钾6.8g，用0.01mol·L^{-1}庚烷磺酸钠溶液溶解并稀释至10000mL，再加三乙胺5mL，混匀，用磷酸调节pH至2.5）-甲醇（68∶32）为流动相；检测波长为277nm。取氯霉素对照品、氯霉素二醇物对照品与对硝基苯甲醛对照品各适量，加甲醇适量（每10mg氯霉素加甲醇1mL）使其溶解，用流动相稀释制成每1mL中各含50μg的溶液，取10μL注入液相色谱仪，记录色谱图。各相邻峰的分离度均应符合要求。

测定法 精密称取本品适量，加甲醇适量（每10mg氯霉素加甲醇1mL）使其溶解，用流动相定量稀释制成每1mL中约含0.1mg的溶液，摇匀，作为供试品溶液，精密量取10μL注入液相色谱仪，记录色谱图。另精密称取氯霉素对照品适量，同法测定。按外标法以峰面积计算，即得。

五、注意事项

1. 溴代反应在25～28℃下进行，应注意反应温度最高不能超过50℃，否则会导致多溴代副产物生成。

2. 由于对硝基-α-溴代苯乙酮六亚甲基四胺盐在空气中不稳定，容易分解，应注意不能长时间放置，最好立即投入下一步反应。

3. 乙酰化反应需在酸性条件下进行，注意应先加乙酸酐，后用乙酸钠调节pH，顺序不能颠倒。

4. 缩合反应过程中应注意反应体系的pH变化，尽可能控制pH在7.3～7.5。

5. 制备异丙醇铝时，所用的全部仪器和试剂都必须注意干燥，反应必须在绝对无水条件下进行，溶剂异丙醇的含水量也必须控制在0.2%以下。

6. 在氯霉素的制备过程中，反应装置和所用到的试剂要注意严格禁水，否则二氯乙酸甲酯容易水解成二氯乙酸，与原料氨基物成盐，影响反应的进行。

六、思考题

1. 溴化反应开始前有一段诱导期，使用溴化反应机理解释原因，应如何操作来缩短诱导期？

2. 本实验中溴化反应不能存在铁，铁的存在对反应有何影响？

3. 对硝基-α-溴代苯乙酮与六亚甲基四胺生成的复盐性质如何？

4. 成盐反应终点如何判定？根据是什么？

5. 本实验中 Delepine 反应水解时为什么一定要先加盐酸后加乙醇？如果顺序颠倒结果会怎样？

6. 对硝基-α-氨基苯乙酮盐酸盐是强酸弱碱生成的盐，反应需保持足够的酸度，如果酸度不足对反应有何影响？

7. 乙酰化反应为什么要先加乙酸酐后再加乙酸钠溶液，次序不能颠倒？

8. 乙酰化反应终点怎样判定？根据是什么？

9. 影响羟甲基化反应的因素有哪些？如何控制？

10. 羟甲基化反应为何选用碳酸氢钠作为碱催化剂？能否用氢氧化钠，为什么？

11. 羟甲基化反应终点如何判定？

12. 制备异丙醇铝的关键有哪些？

13. Meerwein-Ponndorf-Verley 还原反应中加入少量 $AlCl_3$ 有何作用？

14. 试解释用异丙醇铝-异丙醇还原 dl-对硝基-α-乙酰氨基-β-羟基苯丙酮主要生成 dl-苏阿糖型氨基物的理由。

15. 还原产物 1-(对硝基苯基)-2-乙酰氨基-1,3-丙二醇水解脱乙酰基，为什么用 HCl 而不用 NaOH 水解？水解后产物为什么用 20％盐酸洗涤？

16. "氨基醇"盐酸盐碱化时为什么要二次碱化？

17. 二氯乙酰化反应除用二氯乙酸甲酯外，还可用哪些试剂？生产上为何采用二氯乙酸甲酯？

18. 二氯乙酸甲酯的质量和用量对产物有何影响？

七、附注

1. 冷凝管口上端接上导气管，再接上三角漏斗，将其倒扣于盛有 10％氢氧化钠溶液的结晶皿中，漏斗口尽量接近液面，吸收反应中生成的溴化氢。

2. 所用仪器应干燥，试剂均需除水。少量水分将使反应诱导期延长，较多水分甚至导致反应不能进行。

3. 溴化反应需要酸的催化，来自溶剂氯苯中的微量水分与液溴作用生成的溴化氢起催化作用。如果滴加液溴后较长时间不反应，可适当提高温度，但不能超过 50℃，反应一旦开始就必须立即降到 25～28℃，否则将增加二溴代、三溴代产物的生成。

4. 滴加液溴的速度不宜过快，否则不仅会导致反应放热，使局部聚集的溴逸出，而且还增加二溴代产物生成。

5. 反应中产生的溴化氢应尽可能除尽，以免下一步反应消耗六亚甲基四胺（乌洛托品）。然而，在实际生产中溴代反应产生的溴化氢不可能完全排尽，一般将溴化氢的量控制在 0.2％以下。

6. 此反应严格禁水，所有用到的仪器和原料都需要充分干燥，微量的水分带入都将导致产物分解生成胶状物。

7. 反应终点判定：取反应液少许，过滤，取滤液 1mL 加入等量的 4％六亚甲基四胺（乌洛托品）氯仿溶液，温热片刻，如不呈现混浊则表示反应已经完全。

8. 成盐物在空气中不稳定，放置时间过长将被分解，尤其在潮湿的环境中更容易形成红棕色的胶状物。这是由于对硝基-α-溴代苯乙酮六亚甲基四胺盐在中性及碱性环境中发生了 Sommelet 反应，生成 α-酮醛以及一系列副产物。因此制成的复盐应立即进行下步反应，最长不宜超过12h。

9. 加入精盐在于减小对硝基-α-氨基苯乙酮盐酸盐在氯苯中的溶解度，以利于其从氯苯中分离。

10. 成盐物的水解要保持足够的酸度，酸的用量不足不仅导致Sommelet反应发生而生成醛等副产物，而且对硝基-α-氨基苯乙酮的游离氨基本身也不稳定，可发生双分子缩合，然后在空气中氧化成紫红色吡嗪化合物。所以成盐物与盐酸的物质的量之比应在3:1以上。

11. 温度过高也容易发生副反应，增加醛等副产物的生成。

12. 对硝基-α-溴代苯乙酮与六亚甲基四胺（乌洛托品）反应生成季铵盐，然后在酸性条件下发生Delepine反应水解成对硝基-α-氨基苯乙酮盐酸盐。

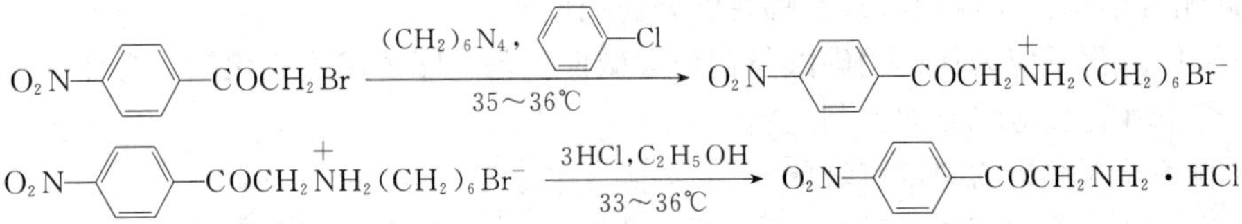

13. 该反应需在酸性条件下进行，因此必须先加乙酸酐，而后用乙酸钠溶液调节pH在3.5~4.5，使释放出的游离氨基立即被乙酸酐酰化，投料次序不能颠倒。否则，对硝基-α-氨基苯乙酮游离的氨基可发生双分子缩合，产物与空气接触后被氧化成紫红色的吡嗪化合物。

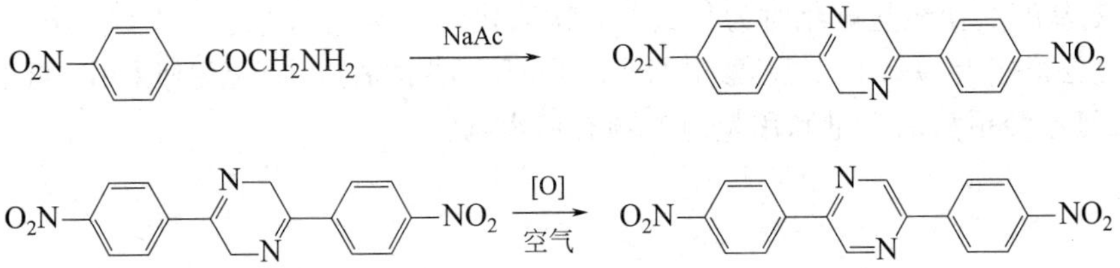

14. 反应终点判定：取反应液少许，加碳酸氢钠溶液中和至碱性，于40~45℃温热30min，如不呈红色则表示反应已完全。若反应未达终点，可补加适量的乙酸酐和乙酸钠溶液继续进行酰化反应。

15. 乙酰化物在过酸或过碱的环境下分别会发生分子内环合或双分子缩合，分别生成噁唑和吡咯类化合物。此外，乙酰化物遇光易变红色，应避光保存。

(1)

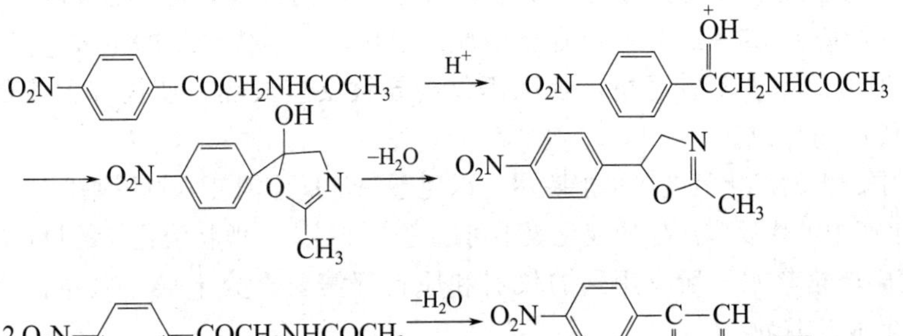

(2)

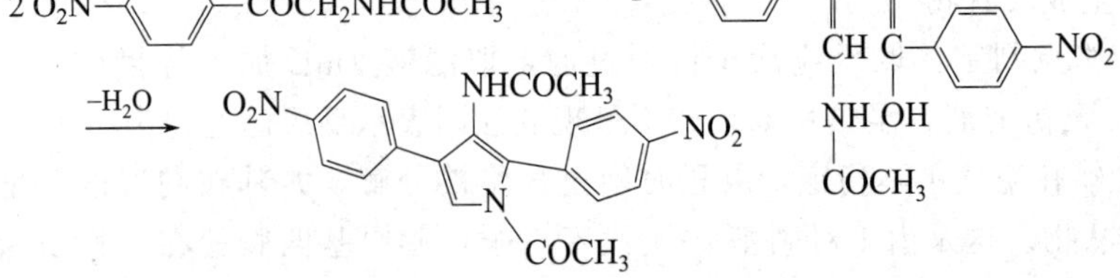

16. 甲醛的用量对反应有一定的影响，如甲醛过量太多，有利于双缩合产物的形成；用量过少则可导致一分子甲醛与两分子乙酰化物缩合。为了减少副反应，甲醛用量控制在过量40％左右（物质的量之比约为1∶1.4）为宜。

$$O_2N-\text{C}_6\text{H}_4-COCH_2NHCOCH_3 + 2HCHO \longrightarrow O_2N-\text{C}_6\text{H}_4-CO\underset{\underset{CH_2OH}{|}}{\overset{\overset{CH_2OH}{|}}{C}}NHCOCH_3$$

$$O_2N-\text{C}_6\text{H}_4-COCH_2NHCOCH_3 + HCHO \longrightarrow O_2N-\text{C}_6\text{H}_4-CO\underset{\underset{CH_2}{|}}{\overset{\overset{}{}}{C}}HNHCOCH_3$$
（第二个缩合产物含 $O_2N-\text{C}_6\text{H}_4-COCHNHCOCH_3$ 桥联结构）

17. 该反应碱催化的 pH 不宜太高，以 pH 在 7.2～7.5 为宜。pH 过低，反应不易进行；pH 大于 8 时，有可能与两分子甲醛形成双缩合物，甚至使乙酰氨基水解，进一步生成更复杂的杂质。

$$O_2N-\text{C}_6\text{H}_4-COCH_2NHCOCH_3 + 2HCHO \xrightarrow{OH^-} O_2N-\text{C}_6\text{H}_4-CO\underset{\underset{CH_2OH}{|}}{\overset{\overset{CH_2OH}{|}}{C}}NHCOCH_3$$

$$\xrightarrow{[HOH]} O_2N-\text{C}_6\text{H}_4-CO\underset{\underset{CH_2OH}{|}}{\overset{\overset{CH_2OH}{|}}{C}}NH_2 \xrightarrow{HCHO} O_2N-\text{C}_6\text{H}_4-CO\text{C}\left(\text{吗啉环}\right)$$

18. 反应温度过高也有双缩合物生成，甚至导致产物脱水形成烯烃。

19. 反应终点判定：用玻璃棒蘸取少许反应液涂在载玻片上，加 1 滴水稀释后置于显微镜下观察，如仅有羟甲基物的方晶而找不到乙酰化物的针晶，即为反应终点（约需 3h）。

20. 本反应需在绝对无水条件下进行，所用仪器试剂都应干燥。同时，所用溶剂异丙醇的含水量必须控制在 0.2％以下，否则会明显影响产率。

21. 开始回流时要密切注意反应情况，如反应太激烈，需撤去油浴，必要时采取适当的降温措施。

22. 如果无水异丙醇、无水三氯化铝质量好，铝丝剪得较细，反应很快进行，约需 1～2h 即可完成。

23. 滴加浓盐酸促使乙酰化物水解，脱去乙酰基生成 dl-氨基物盐酸盐。反应液中盐酸浓度大致在 20％以上，此时 Al(OH)$_3$ 形成了可溶性的 AlCl$_3$-HCl 复合物。滴加浓盐酸时温度迅速上升，而 dl-氨基物盐酸盐在 50℃以下溶解度小，可经过滤除去铝盐，因此应注意控制温度不超过 50℃。

24. 用 20％盐酸洗涤的目的是除去附着在沉淀上的铝盐。

25. 用 15％氢氧化钠溶液调节反应液的 pH 为 6.5～7.6，可以使残留的铝盐转变成 Al(OH)$_3$ 絮状沉淀过滤除去。

26. 还原后所得产物除 dl-苏阿糖型异构体外，足有少量（4％左右）dl-赤藓糖型异构体存在。由于后者的碱性较前者强，因此当 pH 为 8.4～9.3 时，dl-苏阿糖型异构体游离析出，而 dl-赤藓糖型异构体仍留在母液中，从而实现分离。

27. dl-氨基物盐酸盐的制备：在 250mL 烧杯中放置 dl-氨基物 30g，搅拌下加入 20％盐酸 39mL（浓盐酸 22mL、水 17mL）。加完后，置于水浴中加热至完全溶解。静置，任其自然冷却。当冷却过程中有固体析出时不断缓慢搅拌，避免结块。最后冷却至 5℃，1h 后抽滤，滤饼用 95％乙醇洗涤后干燥，即得 *dl*-氨基物盐酸盐。

28. 固体必须全部溶解，否则会使结晶提前析出。

29. 必须严格控制降温速度，仔细观察初析点和全析点。正常情况下，初析点的温度为 45～47℃。

30. 反应必须在无水条件下进行，有水存在时二氯乙酸甲酯水解成二氯乙酸，与氨基物成盐，影响反应的进行。

31. 除二氯乙酸甲酯外，二氯乙酸酐、二氯乙酸胺、二氯乙酰氯均可作为二氯乙酰化试剂，相比较而言，选择使用二氯乙酸甲酯成本低，酰化产率较高。二氯乙酸甲酯的质量直接影响产品的质量，其中如有一氯乙酸甲酯或三氯乙酸甲酯存在，同样能与氨基物发生酰化反应，产生副产物，致使熔点偏低。为了弥补因少量水分导致水解的损失，二氯乙酸甲酯的用量应略多于理论用量。

【参考文献】

[1] 尤启冬. 药物化学实验与指导［M］. 北京：中国医药科技出版社，2000.

[2] 孙铁民. 药物化学实验［M］.2 版. 北京：中国医药科技出版社，2017.

[3] 曹观坤. 药物化学实验技术［M］. 北京：化学工业出版社，2008.

[4] 国家药典委员会. 中华人民共和国药典：二部［M］.2020 年版. 北京：中国医药科技出版社，2020.

（余海峰　湖北科技学院）

实验十六　苯妥英锌的合成

预习准备

1. 苯妥英锌的理化性质及临床应用。

2. 乙内酰脲类药物的合成方法与原理。

3. 联苯甲酰的制备中，选用 $FeCl_3$ 的目的与原理。

4. 锌盐的检测方法。

一、实验目的

1. 了解多步合成的一般方法。

2. 了解乙内酰脲类药物的合成方法。

3. 学习二苯羟乙酸重排反应机理。

4. 掌握用三氯化铁氧化的实验方法。

二、实验原理

1. 药物简介

苯妥英锌，化学名为 5,5-二苯基乙内酰脲锌，为白色粉末，熔点为 222～227℃（分解），微溶于水，不溶于乙醇、氯仿、乙醚。其化学结构式为：

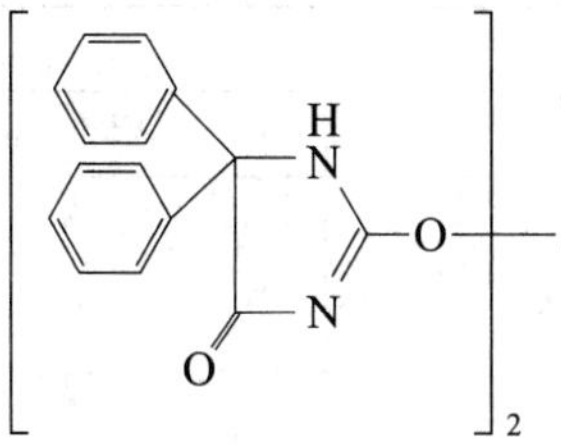

苯妥英锌可作为抗癫痫药，用于治疗癫痫大发作，也可用于三叉神经痛。

药理实验证明，苯妥英锌腹腔注射的 ED_{50} 和 LD_{50} 分别为 $9.74mg \cdot kg^{-1}$ 和 $138.1mg \cdot kg^{-1}$，治疗指数与苯妥英钠接近，刺激性比苯妥英钠小。在亚急性毒性试验中，白细胞总数和血小板似有减少趋势，血红蛋白含量和血清谷丙转氨酶活力无较大改变。动物实验证明：本品对超强电休克、惊厥的强直相有选择性对抗作用，而对阵挛相无效，甚至反而加剧，故其对癫痫大发作有良效，而对失神性发作无效；缩短动作电位间期及有效不应期，抑制钙离子内流，降低心肌自律性，抑制交感中枢，对心房、心室的异位节律点有抑制作用；具有稳定细胞膜及降低突触传递作用；可抑制皮肤成纤维细胞合成（或）分泌胶原酶。

本品的主要有效成分是苯妥英，用于治疗癫痫大发作，对大发作有明显的对抗作用，增加剂量对小发作也具有一定的作用，但不如大发作明显。该药呈强碱性，口服对胃肠道刺激性大，而且长期服用可致眼球震颤、共济失调、机体锌缺乏等副作用。

2. 合成路线

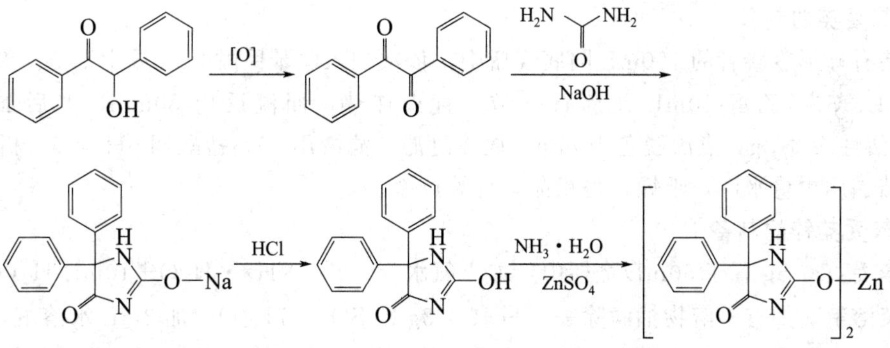

三、主要仪器、试剂及原料用量

1. 主要仪器

球形冷凝管（标准口），圆底烧瓶（标准口，100mL、250mL），减压过滤装置（水泵、抽滤瓶、布氏漏斗、滤纸、玻璃塞、剪刀、玻璃棒），烧杯，滴管，电热套，抽滤装置，pH试纸，烘箱，天平，称量纸，熔点测定仪。

2. 主要试剂

安息香（2-羟基-2-苯基苯乙酮），$FeCl_3 \cdot 6H_2O$，冰醋酸，尿素，20%氢氧化钠，50%乙醇，10%盐酸，氨水，$ZnSO_4 \cdot 7H_2O$，沸石，活性炭，其它检测试剂等。

3. 主要原料规格及用量

原料	规格	用量	
		体积/mL	质量/g
安息香	CP	—	2.5
六水合氯化铁	CP	—	14
冰醋酸	CP	15	—
尿素	CP	—	0.7
氢氧化钠	20%	6	—
乙醇	50%	10	—
盐酸	10%	适量	—
氨水	CP	适量	—
七水合硫酸锌	CP	—	0.3

四、实验步骤

1. 联苯甲酰（二苯乙二酮）的制备

在装有球形冷凝管的 250mL 圆底烧瓶中，依次加入 $FeCl_3 \cdot 6H_2O$ 14g、冰醋酸 15mL、水 6mL 及沸石一粒，在石棉网上直火加热沸腾 5min。稍冷，加入安息香 2.5g 及沸石一粒，加热回流 50min。稍冷，加水 50mL 及沸石一粒，再加热至沸腾后，将反应液倾入 250mL 烧杯中，搅拌，放冷，析出黄色固体，抽滤。结晶用少量水洗，干燥，得粗品，测熔点，计算产率。

2. 苯妥英的制备

在装有球形冷凝管的 100mL 圆底烧瓶中，依次加入联苯甲酰 2g、尿素 0.7g、20%氢氧化钠 6mL、50%乙醇 10mL 及沸石一粒，直火加热，回流反应 30min，然后加入沸水 60mL、活性炭 0.3g，煮沸脱色 10min，放冷过滤。滤液用 10%盐酸调 pH 至 6，析出结晶，抽滤。结晶用少量水洗，干燥，得粗品，计算产率。

3. 苯妥英锌的制备

将苯妥英 0.5g 置于 50mL 烧杯中，加入氨水（15mL $NH_3 \cdot H_2O$ + 10mL H_2O），尽量使苯妥英溶解，如有不溶物抽滤除去。另取 0.3g $ZnSO_4 \cdot 7H_2O$，加 3mL 水溶解，然后加到苯妥英铵水溶液中，析出白色沉淀，抽滤，结晶用少量水洗，干燥，得苯妥英锌，称重，测分解点，计算产率。

4. 鉴别、锌盐检测与含量测定

【鉴别】

（1）取本品约 1.0g，加水 2mL 溶解后，加二氯化汞试液数滴，即生成白色沉淀；在氨试液中不溶。

（2）取本品约 10mg，加高锰酸钾 10mg、氢氧化钠 0.25g 与水 10mL，小火加热 5min，放冷，取上清液 5mL，加正庚烷 20mL，振摇提取，静置分层后，取正庚烷提取液，紫外-可见分光光度法测定，在 248nm 波长处有最大吸收。

（3）取本品约 150mg，加水 20mL 使其溶解，加 3mol · L^{-1}盐酸溶液 5mL，加三氯甲烷 20mL 提取，分取三氯甲烷层，用 20mL 水洗涤三氯甲烷层，取三氯甲烷溶液，置于水浴蒸干，残渣置于 105℃ 干燥 1h，残渣的红外光收图谱应与苯妥英对照品的图谱一致。

【锌盐检测】

（1）取供试品溶液，加亚铁氰化钾试液，即生成白色沉淀；分离，沉淀在稀盐酸中不溶解。

（2）取供试品制成中性或碱性溶液，加硫化钠试液，即生成白色沉淀。

【含量测定】

照高效液相色谱法测定。

色谱条件与系统适用性试验　以十八烷基硅烷键合硅胶为填充剂；以 $0.05mol \cdot L^{-1}$ 磷酸二氢铵溶液（用磷酸调节 pH 至 2.5)-乙腈-甲醇（45：35：20）为流动相；流速为 $1.5mL \cdot min^{-1}$；检测波长为 220nm。取 2-羟基-2-苯基苯乙酮（杂质 I）与苯妥英钠对照品各适量，加少量甲醇溶解，用流动相稀释制成每 1mL 约含杂质I0.15mg 与苯妥英钠 0.1mg 的混合溶液，取 20μL 注入液相色谱仪，出峰顺序为苯妥英钠、杂质 I，两峰间的分离度应符合要求，理论塔板数按苯妥英钠峰计算不低于 5000。

测定法　取本品，精密称定，加流动相溶解并稀释制成每 1mL 约含 50μg 的溶液，精密量取 20μL，注入液相色谱仪，记录色谱图。另取苯妥英钠对照品，同法测定。按外标法以峰面积计算，即得。

五、注意事项

1. 制备联苯甲酰时，直火加热至中沸，通过测其熔点控制质量。

2. 苯妥英锌的分解点较高，测时应注意观察。

六、思考题

1. 试述二苯羟乙酸的重排反应机理。

2. 为何不利用第二步反应中已生成的苯妥英钠，直接同硫酸锌反应制备苯妥英锌，而是把已生成的苯妥英钠制成苯妥英后，再与氨水和硫酸锌作用制备苯妥英锌？

3. 三氯化铁氧化安息香得二苯乙二酮的反应中，为什么醋酸要在回流装置安装好后放入，而不是和安息香一起加入？

4. 安息香制备二苯乙二酮时加水的目的是什么？

5. 为什么临床上一般选用苯妥英锌，而不选用苯妥英钠？

6. 三氯化铁在催化安息香氧化过程中的作用是什么？

7. 为什么用 $FeCl_3$ 作氧化剂？能否用其它试剂代替？

8. 苯妥英钠与苯妥英锌有什么不同？

9. 制备苯妥英为什么要在碱性条件下进行？

七、附注

1. 目前文献中制备二苯乙二酮采用的催化剂主要是 $FeCl_3 \cdot 6H_2O$，$FeCl_3 \cdot 6H_2O$ 作为氧化剂可以使反应在较为温和的条件下进行，同时产率也有所提高。若产物呈油状析出，应重新加热溶解，然后静置任其冷却，必要时可用两头封口的毛细管代替玻璃棒摩擦瓶壁，或放入晶种以诱发结晶。若以硝酸作氧化剂，反应易产生大量腐蚀性的棕黄色 NO_2 气体，而使用 $FeCl_3 \cdot 6H_2O$ 作氧化剂，可避免上述污染。

2. 在苯妥英的合成中，应分批加入 20% NaOH 溶液。若一次性加入，则会发生副反应，使溶液颜色过深。若脱色不完全，则所得产物呈黄色，且降低产率。本反应直接酸化得到苯妥英，如果是无定形的泥状，则难以烘干，而且不纯。此时可用 80%乙醇进行重结晶，再用乙醇洗涤而纯化，得到苯妥英的白色针状晶体。

【参考文献】

[1] 李公春，吴长增，郭俊伟，等. 苯妥英钠的合成 [J]. 浙江化工，2015，46（8）：23-26.
[2] 蒲其松，李毓倩，崔刚，等. 苯妥英锌的制备及初步药理学研究 [J]. 中国医药工业杂志，1999，22（7）：308-310.
[3] 刘志良，张康华，曹小华，等. 苯偶姻"一瓶反应"合成苯妥英 [J]. 九江学院学报，2009（3）：69-70.

（赵宏　佳木斯大学）

实验十七　水杨酰苯胺的合成

预习准备

1. 水杨酰苯胺的理化性质及临床应用。
2. 水杨酸类解热镇痛药的结构特点。
3. 酚酯化和酰胺化的反应原理。
4. 活性炭用于精制的方法。

一、实验目的

1. 了解对药物结构进行修饰的方法。
2. 熟悉水杨酸类解热镇痛药的合成方法。
3. 掌握酚酯化和酰胺化的反应原理。

二、实验原理

1. 药物简介

水杨酰苯胺，化学名为邻羟基苯甲酰苯胺。水杨酰苯胺为白色结晶性粉末，熔点为 $135.8\sim136.2℃$，微溶于水，略溶于乙醚、氯仿、丙二醇，易溶于碱性溶液。其化学结构式为：

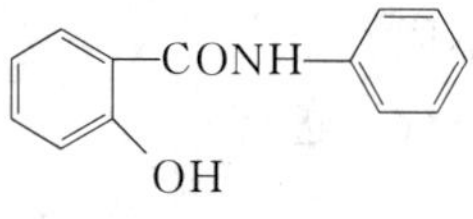

水杨酰苯胺为水杨酸类解热镇痛药，用于发热、头痛、神经痛、关节痛及活动性风湿症，作用较阿司匹林强，副作用小。

2. 合成路线

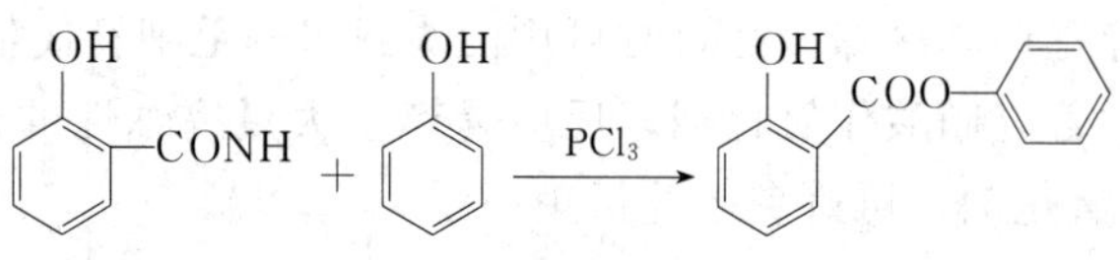

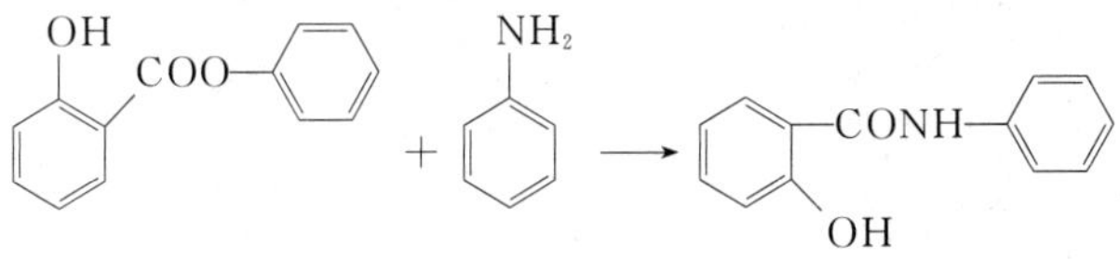

三、主要仪器、试剂及原料用量

1. 主要仪器

球形冷凝管（标准口），三颈瓶（标准口，100mL），圆底烧瓶（标准口，25mL），减压过滤装置（水泵、抽滤瓶、布氏漏斗、滤纸、玻璃棒），烧杯，滴管，电热套，抽滤装置，pH 试纸，烘箱，天平，称量纸，熔点测定仪，其它检测仪器等。

2. 主要试剂

苯酚，水杨酸，三氯化磷，苯胺，EDTA，活性炭等。

3. 主要原料规格及用量

原料	规格	用量	
		体积/mL	质量/g
苯酚	CP	—	5.0
水杨酸	CP	—	7.0
三氯化磷	CP	2	—
苯胺	CP	5	—
EDTA	CP	适量	—
乙醇	85%	30	

四、实验步骤

1. 水杨酸苯酯的制备

在装有磁力搅拌子的干燥的 100mL 三颈瓶中安装恒压滴液漏斗、温度计和球形冷凝管（在冷凝管上端接一排气管，末端连接一漏斗倒扣于盛有碱液的水槽中），依次加入苯酚 5.0g、水杨酸 7.0g，油浴加热使其熔融。控制油浴温度在 140℃左右，通过恒压滴液漏斗缓缓加入三氯化磷 2mL，此时有氯化氢气体产生。三氯化磷加完后，维持油浴温度反应 2h。趁热搅拌下倾入 50mL 水（50℃）中，于冰水浴中不断搅拌，直至固化，过滤、水洗，得粗品。

2. 水杨酰苯胺的制备

将上步制得的水杨酸苯酯投入装有磁力搅拌子的 25mL 圆底烧瓶中，安装球形冷凝管。油浴加热至 120℃使其熔融，并在此温度维持 5min 左右。然后按 1g 水杨酸苯酯加 0.45mL 苯胺的比例，加入苯胺，加热至 160℃，回流反应 2h。温度稍降后，趁热倾入 30mL 85%乙醇中，置于冰水浴中搅拌，直至结晶析出，过滤，用 85%乙醇洗涤两次，干燥，得粗品。

3. 水杨酰苯胺精制

取粗品，投入附有回流冷凝器的圆底烧瓶中，加 4 倍量的（W/V）的 95%乙醇，在 60℃水浴中，使之溶解。加少量活性炭及 EDTA 脱色 10min，趁热过滤，冷却，再过滤，用少量乙醇洗两次（母液回收）。干燥得本品，称重，计算产率。

4. 结构确证

① 红外吸收光谱法。

② 标准物 TLC 对照法。

③ 核磁共振光谱法。

五、思考题

1. 水杨酰苯胺的合成，可否用水杨酸直接酯化？

2. 产品精制时，为什么要在 60℃使之溶解？

3. 脱色时为什么要加入少量 EDTA？

六、附注

1. 本实验采用先合成水杨酸苯酯，然后再将苯胺酰化，而不是直接用水杨酸酰化。这是因为氨基中的氮原子的亲核能力较羟基的氧原子强，一般可用羧酸或羧酸酯为酰化剂，而酯基中则以苯酯最活泼，且可避免羧酸与氨基物成盐，因此羧酸酯类作为酰化剂常被应用。

2. 产品精制需加少量 EDTA，因为酚羟基易受金属离子催化氧化，使产品带有颜色。加入 EDTA 的目的是络合金属离子，防止产品氧化着色。

【参考文献】

[1] 苏国琛，李玲，李珅，等．S-萘普生-水杨酰苯胺互联前药合成的实验设计 [J]. 实验技术与管理，2018，35（9）：67-69.

[2] 张弦，周鑫，尹华，等．水杨酰苯胺类 mglu5 拮抗剂作用模式及体外抗肿瘤活性研究 [J]. 湖南中医药大学学报，2018，38（6）：614-618.

[3] 傅榕赓，杨辰枝子，严建业，等．水杨酰苯胺类 mglu5 拮抗剂的设计、合成及活性研究 [J]. 湖南中医药大学学报，2017，37（5）：489-492.

（卜明　齐齐哈尔医学院）

实验十八　贝诺酯的制备

预习准备

1. 酰化试剂在制备酰氯中的应用。

2. 拼合原理在药物结构修饰中的目的和意义。

3. 无水操作和有毒尾气的吸收方法。

4. 相转移催化剂在化学反应中的应用。

一、实验目的

1. 掌握无水操作的技能及有毒气体的吸收方法。

2. 熟悉 Schotten-Baumann 酯化反应原理。

3. 了解拼合原理在化学结构修饰方面的应用。

二、实验原理

1. 药物简介

贝诺酯，又名苯乐来，化学名为 2-乙酰氧基苯甲酸（4-乙酰氨基）苯酯，为白色结晶或结晶性粉末，无臭。熔点为 177～181℃，在沸乙醇中易溶，在沸甲醇中溶解，在甲醇或乙醇中微溶，在水中不溶，其化学结构式为：

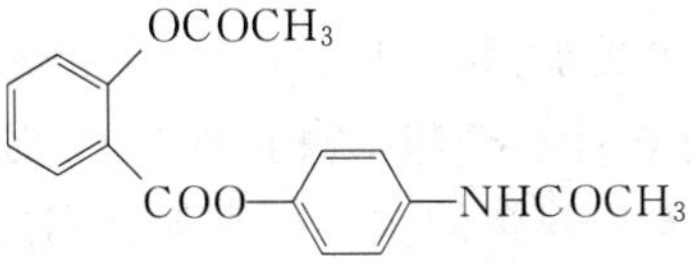

贝诺酯是一种新型非甾体类解热镇痛抗炎药，是由阿司匹林和对乙酰氨基酚经拼合原理制成的亲脂性孪药。口服后在小肠以原形吸收，很快达到有效血药浓度，经酯酶水解，释放出阿司匹林和对乙酰氨基酚而产生协同的药理作用。本品主要用于治疗急慢性风湿性关节炎、风湿痛、感冒发烧、头痛及神经痛等。

2. 合成路线

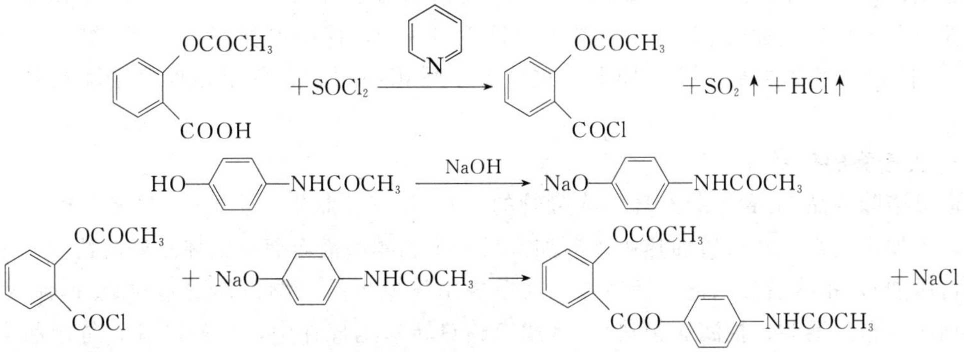

三、主要仪器、试剂及原料用量

1. 主要仪器

三颈瓶（标准口，100mL、250mL），烧杯（50mL），量筒（10mL），抽滤瓶，布氏漏斗，球形冷凝管（标准口），温度计，电动搅拌器，电热套，干燥管，恒压滴液漏斗，循环水泵，真空泵，其它检测仪器等。

2. 主要试剂

吡啶，阿司匹林，氯化亚砜，对乙酰氨基酚，氢氧化钠，95%乙醇，无水氯化钙，其它检测试剂等。

3. 主要原料规格及用量

原料	规格	用量	
		体积/mL	质量/g
阿司匹林	CP	—	9.0
氯化亚砜	CP	5	—
吡啶	AR	2～3 滴	—
对乙酰氨基酚	CP	—	7.4
氢氧化钠	CP	—	3.0

四、实验步骤

1. 乙酰水杨酰氯的制备

在装有磁力搅拌子、回流冷凝管（顶端附有氯化钙的干燥管、排气导管，导气管末端连接漏斗倒扣于氢氧化钠溶液吸收池中）的干燥的 100mL 三颈瓶中（反应装置各接口处均用生料带缠绕一圈），依次加入阿司匹林 9.0g、吡啶 2～3 滴、氯化亚砜 5mL，冷凝管通冷却水。搅拌 5min 后，油浴或砂浴缓缓加热，升至 70℃（10～15min），维持 70～72℃，搅拌至无气体逸出（2～3h）。反应完毕后，冷却，直接向反应瓶中加入无水硫酸钠干燥过的无水丙酮 10mL，混匀，用缠绕一圈生料带的空心塞密封备用。

2. 贝诺酯的制备

在装有电动搅拌、恒压滴液漏斗、温度计的 250mL 三颈瓶中，加入对乙酰氨基酚 7.4g 和水 50mL。搅拌下冰水浴冷却至 10℃左右，经恒压滴液漏斗以 2 秒每滴的速度缓缓加入氢氧化钠溶液 18mL（氢氧化钠 3.0g 加水至 18mL）。滴加完毕，在冰水浴下降温至 8～12℃。将上述制得的乙酰水杨酰氯的无水丙酮溶液转移至恒压滴液漏斗，在强烈搅拌下，以 2 秒每滴的速度慢慢滴加至反应瓶中（滴加完毕立即将恒压滴液漏斗拆下洗净），约 30min 滴加完毕，注意监测反应过程的 pH 变化，保持 pH 为 9～10，控制温度在 8～12℃继续搅拌反应 60min，抽滤，用水洗至中性，抽干，在恒温干燥箱中干燥，称量，得贝诺酯粗品，计算产率。

3. 贝诺酯的精制

取贝诺酯粗品 5g 置于装有球形冷凝管的 100mL 三颈瓶中，量取 10 倍量（W/V）95% 乙醇，先加入一半，然后边加热边逐渐加入另一半乙醇溶液至瓶中固体刚好溶清（剩余的乙醇不再添加），稍冷后加入适量活性炭（活性炭用量视粗品的颜色而定）。加热回流 30min，趁热抽滤（布氏漏斗、抽滤瓶预热）。将滤液趁热转移至烧杯中，自然冷却，待结晶完全析出后，抽滤，在恒温干燥箱中干燥，称重，得贝诺酯精制品，计算产率。

4. 鉴别与含量测定

【鉴别】

（1）取本品约 0.2g，加氢氧化钠溶液 5mL，煮沸，放冷，过滤，滤液加盐酸适量至显微酸性，加三氯化铁溶液 2 滴，即显紫堇色。

（2）取本品约 0.1g，加稀盐酸 5mL，煮沸，放冷，过滤，滤液显芳香第一胺类的鉴别反应（通则 0301）。

【含量测定】

照高效液相色谱法（通则 0512）测定。

色谱条件与系统适应性试验　以十八烷基硅烷键合硅胶为填充剂；以水（用磷酸调节 pH 至 3.5）-甲醇（44：56）为流动相；检测波长为 240nm。理论板数按贝诺酯峰计算不低于 3000，贝诺酯峰与相邻杂峰之间的分离度应符合要求。

测定法　取本品，精密称定，加甲醇溶解并定量稀释制成每 1mL 中约含 0.4mg 的溶液，摇匀，精密量取 10μL 注入液相色谱仪，记录色谱图；另取贝诺酯对照品，同法测定。按外标法以峰面积计算，即得。

本品含贝诺酯（$C_{17}H_{15}NO_5$）不得少于 99.0%。

五、注意事项

1. 所有仪器均需干燥，反应用阿司匹林需在 60℃下干燥 4h。

2. 吡啶作为催化剂，用量不宜过多，否则影响产品的质量。

3. 按顺序加入阿司匹林、吡啶、氯化亚砜，此反应放热，加完先搅拌再缓慢升温。

4. 制备乙酰水杨酰氯的反应装置每一处接口均应缠绕一圈生料带，否则酰氯从接口缝隙处逸出后水解，导致仪器接口粘牢无法拆开。

5. 直接向反应瓶中加入无水丙酮，密封，避免酰氯水解。

6. 制得的酰氯不应久置。

7. 贝诺酯的制备采用 Schotten-Baumann 酯化法，即乙酰水杨酰氯与对乙酰氨基酚钠缩合酯化。由于对乙酰氨基酚的羟基与苯环共轭，加之苯环上又有吸电子的乙酰氨基，因此酚羟基上电子云密度较低，亲核反应性较弱；成盐后酚羟基氧原子电子云密度增高，有利于亲核反应；此外，利用酚钠成酯，还可避免生成氯化氢，使生成的酯键水解。

8. 如果使用砂浴，传热均匀，但是传热慢，因此砂要铺得薄。

9. 乙酰水杨酰氯的无水丙酮溶液滴加完毕，必须立即拆下恒压滴液漏斗洗净，否则恒压滴液漏斗活塞将很快粘牢导致无法打开。

六、思考题

1. 常用的酰化试剂都有哪些？各有哪些优缺点？

2. 以贝诺酯的合成为例，简述拼合原理在药物合成中的作用。

3. 贝诺酯的制备，为什么采用先制备对乙酰氨基酚钠，再与乙酰水杨酰氯进行酯化，而不是直接酯化？

七、附注

芳香第一胺类药物的鉴别反应：取供试品约 50mg，加稀盐酸 1mL，必要时缓缓煮沸溶解，加 0.1mol·L⁻¹亚硝酸钠溶液数滴，加与 0.1mol·L⁻¹亚硝酸钠溶液等体积的 1mol·L⁻¹脲溶液，振摇 1min，加碱性 β-萘酚试液数滴，视供试品不同，生成由粉色到猩红色的沉淀。

【参考文献】

[1] 国家药典委员会. 中华人民共和国药典：二部 [M]. 2020 年版. 北京：中国医药科技出版社，2020.

[2] 王文静，吕玮，卢泽. 贝诺酯的合成 [J]. 河南大学学报（医学版），2006，25（01）：41-42.

[3] 杨晨. 贝诺酯的合成工艺优化及过程分析 [D]. 柳州：广西科技大学，2019.

（王宇亮　佳木斯大学）

实验十九　磺胺嘧啶锌与磺胺嘧啶银的合成

预习准备

1. 磺胺类药物的结构特点及理化性质。

2. 硫酸根离子的检测方法与原理。

一、实验目的

1. 掌握合成磺胺类药物的基本步骤和方法。
2. 熟悉拼合原理在进行药物结构修饰过程中的应用现状。
3. 了解代谢拮抗在药物设计中的应用。
4. 进一步熟悉磺胺类药物的理化性质。

二、实验原理

1. 药物简介

磺胺嘧啶银，化学名为 N-(2-嘧啶基)4-氨基苯磺酰胺银盐，为白色或类白色的结晶性粉末，遇光或遇热易变质，在水、乙醇、三氯甲烷或乙醚中均不溶，在氨试液中溶解。其化学结构式为：

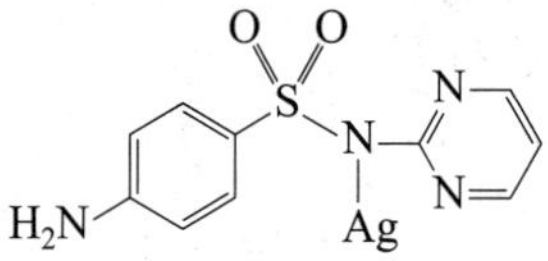

磺胺嘧啶锌，化学名为双[N-(2-嘧啶基)4-氨基苯磺酰胺]锌盐，为白色或类白色的结晶性粉末，无臭，遇光或遇热易变质，在水、乙醇、三氯甲烷或乙醚中均不溶，在稀盐酸中溶解，在稀硫酸中微溶。其化学结构式为：

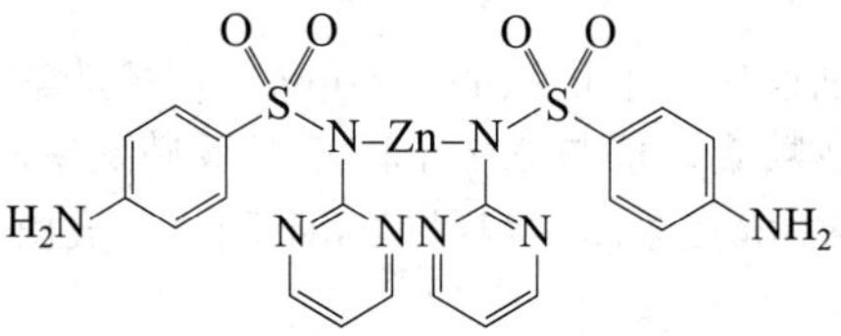

磺胺嘧啶是带苯环与嘧啶环的有机化合物，其在水中的溶解度较小，因此，很难较好地与 Zn^{2+} 或 Ag^+ 发生反应，但将其制成铵盐以后，可以有效地增加其在水中的溶解度，从而增加制备的效率。磺胺嘧啶银为治疗烧伤创面的磺胺类药物，对铜绿假单胞菌有强的抑制作用，其特点是保持了磺胺嘧啶与硝酸银二者的抗菌作用。除用于治疗烧伤创面感染和控制感染外，还可使创面干燥、结痂、促进愈合。但磺胺嘧啶银生产成本较高，且易氧化变质，故一般制成磺胺嘧啶锌来代替磺胺嘧啶银。

2. 合成路线

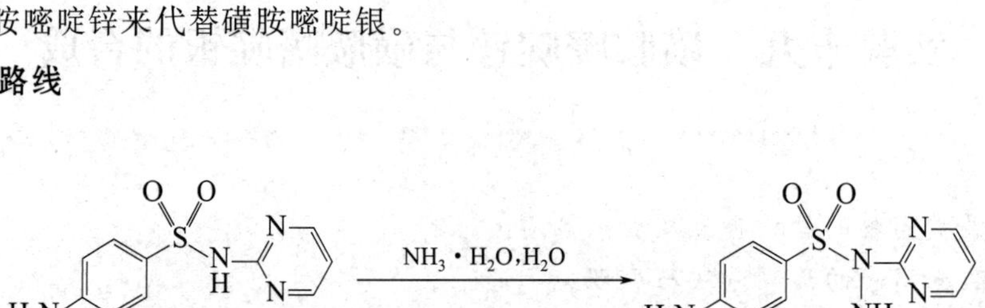

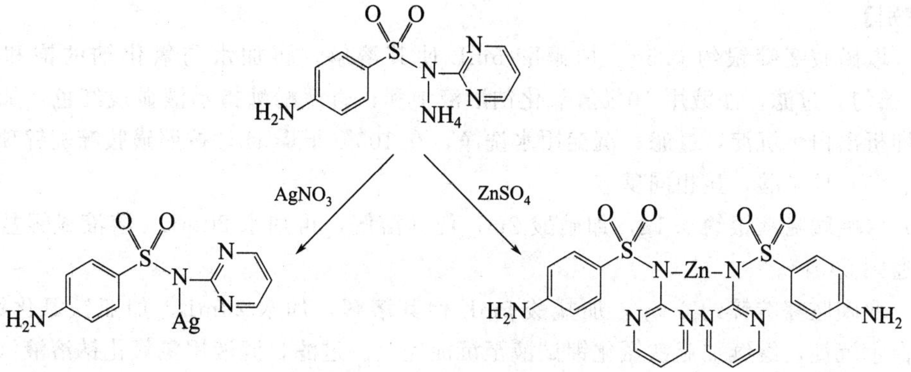

三、主要仪器、试剂及原料用量

1. 主要仪器

烧杯（50mL、100mL），抽滤装置，恒温干燥箱，其它检测仪器等。

2. 主要试剂

磺胺嘧啶，氨水，$AgNO_3$，$ZnSO_4$，$BaCl_2$，其它检测试剂等。

3. 主要原料规格及用量

原料	规格	用量	
		体积/mL	质量/g
磺胺嘧啶	AR	—	10
氨水	AR	适量	—
$AgNO_3$	AR	—	3.4
$ZnSO_4$	AR	—	3.0
$BaCl_2$	$0.1mol \cdot L^{-1}$，自配	适量	—

四、实验步骤

1. 磺胺嘧啶银的制备

取磺胺嘧啶 5g，置于 50mL 烧杯中，加入 10％氨水 20mL 溶解。再加入硝酸银 3.4g，片刻析出白色沉淀，抽滤，用蒸馏水洗至无 Ag^+ 反应，得本品。在恒温干燥箱中干燥，称量，得磺胺嘧啶银，计算产率。

2. 磺胺嘧啶锌的制备

取磺胺嘧啶 5g，置于 100mL 烧杯中，加入稀氨水（4mL 浓氨水加入 25mL 水），如有不溶的磺胺嘧啶，补加少量浓氨水（1mL 左右）使磺胺嘧啶全溶。另称取硫酸锌 3.0g，溶于 25mL 水中，在搅拌下倾入上述磺胺嘧啶-氨水溶液中，搅拌片刻析出沉淀，继续搅拌 5min，过滤，用蒸馏水洗至无硫酸根离子反应（用 $0.1mol \cdot L^{-1}$ 氯化钡溶液检查），在恒温干燥箱中干燥，称重，得磺胺嘧啶锌，计算产率。

3. 鉴别与含量测定

【鉴别】

(1) 取磺胺嘧啶银约 0.5g，加硝酸 5mL 使其溶解，再加水与氯化钠的饱和溶液各 20mL，摇匀，过滤。滤液用 10％氢氧化钠溶液中和；直至酚酞指示液显浅红色。加稀醋酸 2mL，即析出白色沉淀，过滤，沉淀用水洗净，在 105℃干燥 1h，按照磺胺嘧啶锌项下的鉴别 (4)、(5) 项试验，显相同反应。

(2) 取磺胺嘧啶银约 0.1g，加硝酸 2mL 使其溶解，再加水 20mL，溶液显银盐的鉴别反应 (通则 0301)。

(3) 取磺胺嘧啶锌约 0.5g，加盐酸 5mL 使其溶解，加水 20mL，加亚铁氰化钾试液，即析出白色沉淀，继续加亚铁氰化钾试液至沉淀完全。过滤，滤液用氢氧化钠溶液 (1→10) 中和至对酚酞指示液显浅红色，加稀醋酸 2mL，即析出白色沉淀。过滤，沉淀用水洗净，在 105℃干燥 1h，照下述鉴别 (4)、(5) 项试验。

(4) 取 (3) 中沉淀物约 50mg，加稀盐酸 1mL，振摇使其溶解，加 $0.1mol \cdot L^{-1}$ 亚硝酸钠溶液数滴，加碱性 β-萘酚试液数滴，即生成橘红色沉淀。

(5) 取 (3) 中沉淀物约 0.1g，加水与 0.4％氢氧化钠溶液各 3mL，摇匀使其溶解。过滤，取滤液加硫酸铜试液 1 滴，即生成黄绿色沉淀，放置后变为紫色。

【含量测定】

(1) 取磺胺嘧啶银约 0.5g，精密称定，置于具塞锥形瓶中，加硝酸 8mL 溶解后，加水 50mL 与硫酸铁铵指示液 2mL，用硫氰酸铵滴定液 ($0.1mol \cdot L^{-1}$) 滴定。每 1mL 硫氰酸铵滴定液 ($0.1mol \cdot L^{-1}$) 相当于 35.71mg 的 $C_{10}H_9AgN_4O_2S$。

本品含磺胺嘧啶银 ($C_{10}H_9AgN_4O_2S$) 不得少于 98.0％。

(2) 取磺胺嘧啶锌约 0.5g，精密称定，照永停滴定法 (通则 0701)，用亚硝酸钠滴定液 ($0.1mol \cdot L^{-1}$) 滴定，每 1mL 亚硝酸钠滴定液 ($0.1mol \cdot L^{-1}$) 相当于 28.20mg 的 $C_{20}H_{18}N_8O_4S_2Zn$。

本品含磺胺嘧啶锌 ($C_{20}H_{18}N_8O_4S_2Zn$) 不得少于 97.0％。

五、注意事项

1. 合成磺胺嘧啶银时，所有仪器均需用蒸馏水洗净，避免实验损失。
2. 两组合成实验在抽滤后都要用蒸馏水洗涤，除去金属离子。

六、思考题

1. 在进行磺胺嘧啶银与磺胺嘧啶锌的制备时应先制成铵盐的原因是什么？
2. 磺胺嘧啶银与磺胺嘧啶锌在合成和临床应用等方面有哪些相同点与不同点？

七、附注

1. 银盐的鉴定反应：①取供试品溶液，加稀盐酸，即生成白色凝乳状沉淀；分离，沉淀能在氨试液中溶解，加稀硝酸酸化后，沉淀再次生成。②取供试品的中性溶液，滴加铬酸钾试液，即生成砖红色沉淀；分离，沉淀能在硝酸中溶解。

2. 永停滴定法：用作重氮化法的终点指示时，调节 R 使加于电极上的电压约为 50mV。取供试品适量，精密称定，置于烧杯中，除另有规定外，可加水 40mL 与盐酸溶液（1→2）15mL，然后置于电磁搅拌器上，搅拌使其溶解。再加溴化钾 2g，插入铂-铂电极后，将滴定管的尖端插入液面下约 2/3 处，用亚硝酸钠滴定液（0.1mol·L^{-1} 或 0.05mol·L^{-1}）迅速滴定，随滴随搅拌，至近终点时，将滴定管的尖端提出液面，用少量水淋洗尖端，洗液并入溶液中，继续缓缓滴定，至电流计指针突然偏转，并不再恢复，即为滴定终点。

【参考文献】

[1] 国家药典委员会.中华人民共和国药典：二部［M］.2020 年版.北京：中国医药科技出版社，2020.

[2] 章家伟，喻祥瑞，肖江.磺胺嘧啶银的合成工艺研究［J］.化学工程与装备，2013，1（1）：16-17.

[3] 康丽红，钟慧敏.高效液相色谱法测定磺胺嘧啶银乳膏的含量［J］.广东药学院学报，2006，22（3）：287-288.

（王宇亮　佳木斯大学）

实验二十　冰片和异冰片的合成

> 预习准备
>
> 1. 冰片和异冰片的理化性质及临床应用。
> 2. 冰片和异冰片的合成方法与原理。
> 3. 还原剂 KBH$_4$ 还原羰基的原理。
> 4. 反应终点的判断方法。

一、实验目的

1. 了解金属硼氢化物还原剂的特点和适用范围。
2. 学习金属硼氢化物还原剂还原羰基的原理。
3. 用化学方法跟踪和判断反应终点。

二、实验原理

1. 药物简介

冰片，又名龙脑或龙脑香，为龙脑香科常绿乔木龙脑香树脂的加工结晶品，是常用的中药之一。天然冰片有龙脑香和艾脑之分，后者是菊科植物艾纳香叶提取得到的结晶。合成冰片主要是用樟脑、松节油为主要原料经化学方法合成而得，合成品为消旋体（即冰片和异冰片的混合物）。

冰片　　　　　异冰片

冰片的化学名为（1S,2R,4S)-7,7-二甲基二环[2.2.1]庚-2-醇；异冰片的化学名为（1S,2S,4S)-7,7-二甲基二环[2.2.1]庚-2-醇。它们的理化性质相近，极性、熔点差异很小。

冰片为无色透明或白色半透明的片状松脆结晶；气清香，味辛、凉；具有挥发性，易升华，点燃发生浓烟，并有带光的火焰。冰片在乙醇、氯仿、汽油或乙醚中易溶，在水中几乎不溶，熔点为205～210℃。

冰片具有开窍醒神，清热止痛的作用。本品用于治疗热病神昏、惊厥、中风痰厥、气郁暴厥、中恶昏迷、胸痹心痛、目赤、口疮、咽喉肿痛、耳道流脓。

现代药理研究表明，冰片具有多方面的作用：冰片对中枢神经兴奋性有双向调节作用，既能镇静安神，又有醒脑作用；具有对中枢神经系统的保护作用；促进透皮吸收，是一种有效的透皮促进剂，如促进透角膜吸收，提高眼部用药的生物利用度；促进药物透过鼻黏膜，提高药物经鼻腔吸收入脑的速度，增加了脑组织药物的吸收量，这是治疗缺血性脑血管机能不全急性期的一种速效途径；冰片有利于防治冠脉痉挛，并可减轻缺血引起的心肌损伤。

2. 合成路线

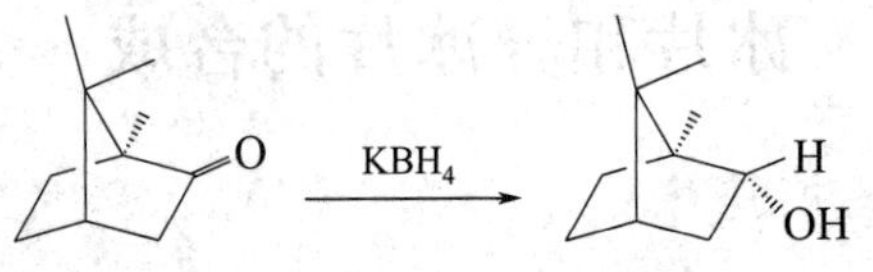

$$\text{（樟脑酮）} \xrightarrow{KBH_4} \text{冰片} + \text{异冰片}$$

三、仪器、试剂及原料用量

1. 主要仪器

球形冷凝管（标准口），三颈瓶（标准口，100mL、250mL），点滴板，滴管，布氏漏斗，抽滤瓶，直形冷凝管，蒸馏头，弯接管，接收瓶、循环水泵，真空泵，其它检测仪器等。

2. 主要试剂

樟脑，硼氢化钾，80％乙醇，盐酸，其它检测试剂等。

3. 主要原料规格及用量

原料	规格	用量	
		体积/mL	质量/g
樟脑	CP	—	1.0
硼氢化钾	CP	—	0.25
乙醇	80％	50	
盐酸	10％	适量	

四、实验步骤

1. 冰片和异冰片的制备

在装有球形冷凝管的250mL三颈瓶中，加入1.0g樟脑、0.25g硼氢化钾和50mL 80％乙醇，加热回流。在反应过程中，用滴管取出少量反应液置于点滴板上，用2,4-二硝基苯肼检查反应终点（是否生成橙色沉淀物）。反应完毕，改成蒸馏装置回收乙醇，蒸馏完毕，残余物加 5％稀盐酸至无气泡放出为止，加入 20mL 冰水，析出白色沉淀，抽滤，洗涤，干燥，称重。

2. 鉴别、含量测定与特有杂质检查

【鉴别】

（1）取本品 10mg，加乙醇数滴使其溶解，加新制的 1％香草醛硫酸溶液 1～2 滴，即显紫色。

（2）取本品 3g，加硝酸 10mL，即产生红棕色的气体，待气体不再产生后，加水 20mL，振摇，过滤，滤渣用水洗净后，有樟脑臭。

（3）pH：取本品 2.5g，研细，加水 25mL，振摇，过滤，分取滤液两份，每份 10mL，一份加甲基红指示液 2 滴，另一份加酚酞指示液 2 滴，均不得显红色。

（4）薄层层析鉴定

① 点样：在制好的硅胶 G 薄层板上，距板的一端 1.5～2.5cm 处作起始线，将对照液 2％冰片-乙醇溶液、2％樟脑-乙醇溶液及样品溶液，用点样毛细管吸取各溶液，分别点在起始线上（两点间应相距 1.5～2.0cm，点样应距薄层板边缘 1.5cm 以上，点样斑点直径以 2～3mm 为宜）。

② 展开：用氯仿-苯（2∶1）混合液作展开剂，取适量置于层析槽中，将已点样的薄层板放入槽内展开，取出薄层板，在展开剂前沿作好标记，待展开剂挥尽后，再显色。

③ 用浓硫酸作显色剂。

④ 计算 R_f 值。

【含量测定】

照气相色谱法（通则 0521）测定。

色谱条件与系统适用性试验　以聚乙二醇 20000（PEG-20M）为固定相，涂布浓度为 10％，柱温为 140℃。理论塔板数按冰片峰计算应不低于 2000。

对照品溶液的制备　取冰片对照品适量，精密称定，加乙酸乙酯制成每 1mL 含 5mg 的溶液，即得。

供试品溶液的制备　取本品细粉约 50mg，精密称定，置于 10mL 容量瓶中，加乙酸乙酯溶解并稀释至刻度，摇匀，即得。

测定法　分别精密吸取对照品溶液与供试品溶液各 1μL，注入气相色谱仪，测定，即得。

本品含冰片（$C_{10}H_{18}O$）不得少于 55.0％。

【特有杂质检查】

樟脑　取本品细粉约 0.15g，精密称定，置于 10mL 容量瓶中，加乙酸乙酯溶解并稀释至刻度，摇匀，过滤，取续滤液作为供试品溶液。另取樟脑对照品适量，精密称定，加乙酸乙酯制成每 1mL 含 0.3mg 的溶液，作为对照品溶液。按照【含量测定】项下的方法测定，计算，即得。

本品含樟脑（$C_{10}H_{16}O$）不得超过 0.50％。

五、注意事项

反应结束回收溶剂后，要加入适量的 5％稀盐酸分解过量的还原剂和中间产物。

六、思考题

1. 试述金属硼氢化物还原羰基化合物的原理。
2. 试述金属硼氢化物 KBH_4、$NaBH_4$ 和 $LiAlH_4$ 的特点和使用范围。
3. 试述用化学方法跟踪和判断反应终点的原理。
4. 反应结束后，为什么要加入稀盐酸？
5. 试述合成冰片与天然冰片的化学成分及在临床用药的异同。
6. 用什么方法区别和鉴别生成了冰片和异冰片？

七、附注

2,4-二硝基苯肼显示剂的配制（用于微量羰基化合物的测定）方法有以下两种：

方法一：取 2,4-二硝基苯肼 0.050g 溶于 25mL 甲醇和 2mL 盐酸溶液中，用水稀释至 50mL，2 周内有效。

方法二：取 2,4-二硝基苯肼 0.030g 溶于 94mL 甲醇和 1.5mL 盐酸溶液中，摇匀，当日临用时配制。

【参考文献】

[1] 国家药典委员会. 中华人民共和国药典：一部 [M]. 2020 年版. 北京：中国医药科技出版社，2020.
[2] 范晓丹，丘泰球，苏健裕. 龙脑制备方法及其药理药效研究进展 [J]. 林产化学与工业，2011，31（5）：122-126.
[3] 熊开斌，阮金兰. 合成龙脑制备片状冰片的结晶工艺研究 [J]. 化学工程，2019，47（3）：35-39.

（陈毅平　广西中医药大学）

实验二十一　三氯叔丁醇的制备

> 预习准备
> 1. 三氯叔丁醇的理化性质及临床应用。
> 2. 三氯叔丁醇的合成方法与原理。
> 3. 药品中杂离子的检查方法。

一、实验目的

1. 熟悉缩合反应在药物合成中的应用。
2. 熟悉抽滤、蒸馏等操作。
3. 掌握药品中杂离子的检查方法。

二、实验原理

1. 药物简介

三氯叔丁醇，化学名为 1,1,1-三氯-2-甲基丙-2-醇，为无色结晶体，似樟脑气味，加热易升华，能随水蒸气挥发。三氯叔丁醇以含半分子结晶水型和无水型两种结晶存在，含半分子结晶水型的熔点为78℃，无水型的熔点为97℃，沸点为167℃。本品微溶于水，易溶于乙醇、乙醚、石油醚、丙酮、氯仿、冰醋酸或挥发油。其化学结构式为：

$$\underset{\text{H}_3\text{C}}{\overset{\text{H}_3\text{C}}{\Big>}}\underset{}{\overset{\text{OH}}{\underset{}{\text{C}}}}\text{CCl}_3$$

三氯叔丁醇为局部镇痛药，有轻度的局部麻醉、镇静与防腐作用，主要作为消毒和防腐药，还可用作医药原料，用于有机合成。

2. 合成路线

$$\text{H}_3\text{C}-\overset{\text{O}}{\overset{\|}{\text{C}}}-\text{CH}_3 \xrightarrow{\text{HCCl}_3+\text{KOH}} \underset{\text{H}_3\text{C}}{\overset{\text{H}_3\text{C}}{\Big>}}\overset{\text{OH}}{\underset{}{\text{C}}}\text{CCl}_3 + \text{H}_2\text{O}$$

三、主要仪器、试剂及原料用量

1. 主要仪器

三颈瓶（标准口，250mL），磁力搅拌器，减压过滤装置（水泵、抽滤瓶、布氏漏斗、滤纸、玻璃塞、剪刀、玻璃棒），蒸馏装置，电热套，温度计，烧杯，滴管，烘箱，电子天平，称量纸，熔点测定仪，其它检测仪器等。

2. 主要试剂

丙酮，氯仿，氢氧化钾，其它检测试剂等。

3. 主要原料规格及用量

原料	规格	用量	
		体积/mL	质量/g
丙酮	CP	32	
氯仿	AR	8.8	
氢氧化钾	AR		1.0

四、合成方法与步骤

1. 三氯叔丁醇的制备

量取丙酮32mL和氯仿8.8mL加入250mL的三颈瓶中，插入温度计，用冰水冷至10℃。再慢慢加入1.0g氢氧化钾，控制反应温度低于15℃。加毕，在此温度下继续搅拌1.5～2h。反应完毕，静置，抽滤，取滤液蒸馏至无馏液滴出。浓缩后加2倍体积的冰水搅拌，有白色针状结晶析出，抽滤，用水洗至无氯离子。在60～65℃干燥，称重，计算产率，测熔点（文献值为80～81℃）。

2. 鉴别、检查与含量测定

【鉴别】

（1）取本品约25mg，加水5mL溶解后，加氢氧化钠试液1mL，缓缓加碘试液3mL，即产生黄色沉淀，并有碘仿的特臭。

（2）取本品约 0.10g，加氢氧化钠试液 5mL，摇匀后，加苯胺 3～4 滴，加热煮沸，即产生异氰化苯的特臭（有毒！）。

（3）本品的红外光吸收图谱应与对照品的图谱一致。

【检查】

酸度　取本品 5.0g，加乙醇 10mL，振摇使其溶解，取 4mL，加乙醇 15mL 与溴麝香草酚蓝指示剂 0.10mL，摇匀，其颜色与对照液（取 0.01mol·L^{-1} 氢氧化钠溶液 1.0mL，加乙醇 18mL 与溴麝香草酚蓝指示剂 0.10mL，摇匀）所显的蓝色比较，不得更深。

溶液的澄清度　取本品 5.0g，加乙醇 10mL 使其溶解，溶液应澄清。

氯化物　取本品 0.10g，加稀乙醇 25mL，振摇溶解后，加硝酸 1.0mL 与稀乙醇适量混合成 50mL，再加硝酸银试液 1.0mL，摇匀，在暗处放置 5min，与对照液（取标准氯化钠溶液 5.0mL，加硝酸 1.0mL 与稀乙醇适量混合成 50mL，再加硝酸银试液 1.0mL）比较，不得更浓（0.05%）。

水分　取本品，按照《中国药典》水分测定法测定，含水分应为 4.5%～5.5%。

【含量测定】

取本品约 0.10g，精密称定，加乙醇 5mL 使其溶解，加 20% 氢氧化钠溶液 5mL，加热回流 15min，放冷，加水 20mL 与硝酸 5mL，精密加硝酸银滴定液（0.1mol·L^{-1}）30mL，再加邻苯二甲酸二丁酯 5mL，密塞，强力振摇后，加硫酸铁铵指示液 2mL，用硫氰酸铵滴定液（0.1mol·L^{-1}）滴定，并将滴定的结果用空白试验校正。每 1mL 硝酸银滴定液（0.1mol·L^{-1}）相当于 5.915mg 的 $C_4H_7Cl_3O$。

五、注意事项

实验过程中控制氢氧化钾的加入速度，过快会导致温度上升、反应产率降低。

六、思考题

1. 该实验反应的机理是什么？
2. 为什么投料顺序是先投丙酮和氯仿，再加氢氧化钾？

七、附注

1. 干燥三氯叔丁醇成品时要注意温度不可过高，以免升华导致产品损失。

2. 若三氯叔丁醇成品含量测定及检查未达标准要求，亦可利用其易升华的特性来进行进一步提纯。升华后的样品纯度会明显升高，金属离子的含量则可明显降低。

【参考文献】

[1] 国家药典委员会. 中华人民共和国药典：四部 [M]. 2020 年版. 北京：中国医药科技出版社，2020.

[2] 李清洁，费荣杰，丁春玉，等. 升华提纯法制备三氯叔丁醇高纯试剂的研究 [J]. 化学试剂，2017，39（10）：1103-1107.

（张振伟　广西中医药大学）

实验二十二　氟哌酸的合成

预习准备

1. 氟哌酸的药理作用及临床应用。
2. 氟哌酸的不同合成路线并作比较。
2. 硝化反应的原理和基本操作。
3. 抽滤的操作过程和水蒸气蒸馏的操作过程。
4. 干燥管的使用方法。
5. 旋转蒸发仪进行减压操作的方法。
6. 恒压滴液漏斗的使用方法及注意事项。
7. 重结晶的操作方法。

一、实验目的

1. 掌握硝化反应的基本操作。
2. 了解氟化反应的原理并掌握其基本操作。
3. 熟悉硝基还原反应的原理并掌握其基本操作。
4. 了解 Could-Jacobs 反应的机理并掌握其基本操作。
5. 掌握乙基化反应的原理和操作。
6. 熟悉硼螯合物的制备原理并掌握其实验方法。

二、实验原理

1. 药物简介

氟哌酸，又名诺氟沙星，其化学名为：1-乙基-6-氟-1,4-二氢-4-氧代-7-(1-哌嗪基)-3-喹啉羧酸。氟哌酸是第三代喹诺酮类抗菌药，适用于敏感菌所致的泌尿道、肠道以及耳鼻喉科、妇科、皮肤科和外科等感染性疾病的治疗，具有抗菌谱广、抗菌作用强、生物利用度高等优点。此药对未成年人骨骼形成有延缓作用，故禁止未成年人服用。该药为微黄色针状晶体或结晶性粉末，熔点为 216～220℃，易溶于酸及碱，微溶于水。

2. 合成路线

氟哌酸的合成方法有很多，经过十几年的生产实践，我国工业生产以路线 A 为主。多年来，许多新工艺在实际生产中也获得了应用，其中路线 B 硼螯合物法的产率高、操作简便、单耗低，且质量较好。本实验将采用路线 B 来详述氟哌酸的合成方法。

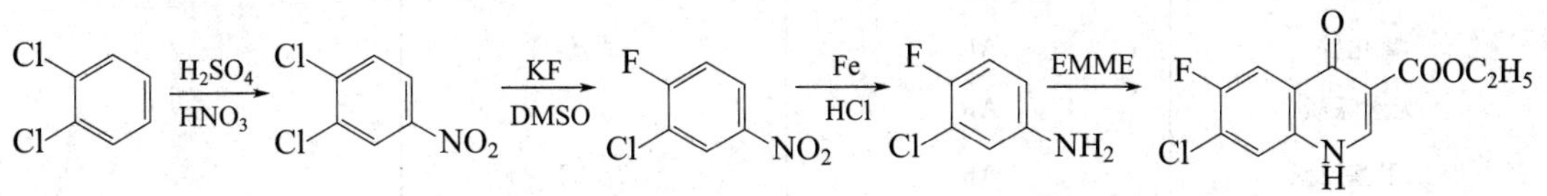

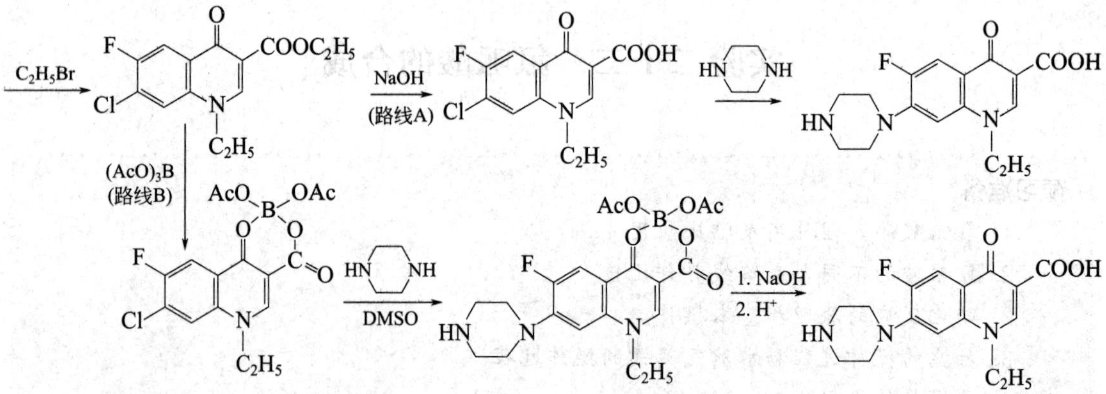

三、主要仪器、试剂及原料用量

1. 主要仪器

球形冷凝管，恒压滴液漏斗，温度计，磁力搅拌子，三颈瓶（250mL、500mL），四颈瓶（250mL），分液漏斗（250mL），直形干燥管，水蒸气蒸馏装置，直形冷凝管，单口瓶（250mL），克氏蒸馏头，水泵，抽滤瓶，布氏漏斗，聚四氟搅拌桨，聚四氟塞，药匙，称量纸，pH试纸，滤纸，玻璃塞，熔点毛细管，剪刀，玻璃棒，烧杯，滴管，磁力搅拌电热套，机械搅拌器，集热式磁力搅拌器，烘箱，天平，旋转蒸发仪，熔点测定仪，其它检测仪器等。

2. 主要试剂

邻二氯苯，浓硫酸，浓硝酸，无水氟化钾，二甲基亚砜，无水氯化钙，还原铁粉，氯化钠，浓盐酸，EMME，甲苯，丙酮，石蜡油，溴乙烷，DMF，无水碳酸钾，硼酸，乙酸酐，氯化锌，乙醇，无水哌嗪，氢氧化钠，冰醋酸，其它检测试剂等。

3. 主要原料规格及用量

原料	规格	用量	
		体积/mL	质量/g
邻二氯苯	AR，≥95%	26.80	
3,4-二氯硝基苯	自制	—	40
无水氟化钾	AR	—	23
3-氯-4-氟硝基苯	自制	—	30
还原铁粉	AR	—	51.5
3-氯-4-氟苯胺	自制	—	15
EMME	AR	22.43	—
溴乙烷	AR	17.12	
硼酸	AR	—	3.3
氯化锌	AR	适量	—
无水哌嗪	AR	—	8
二甲基亚砜	AR	27.27	—

四、实验步骤

1. 3,4-二氯硝基苯的制备

在装有磁力搅拌子、球形冷凝管、恒压滴液漏斗、温度计的 250mL 三颈瓶中，先加入浓硝酸 36.43mL，水浴冷却下边搅拌边滴加浓硫酸 42.63mL（附注 1），控制其滴加速度，使温度保持在 50℃以下。滴加完毕，更换一个恒压滴液漏斗，于 40～50℃条件下（附注 2）在 30min 内滴加邻二氯苯 26.8mL，滴完，升温至 60℃，继续反应 2h。反应停止后静置分层，分出上层油状液体将其倒入装有 5 倍体积水的烧杯中，搅拌，静置 30min，待固体大量析出后抽滤，滤饼用水洗至中性，真空干燥（附注 3），称重，计算产率。

2. 3-氯-4-氟硝基苯的制备

在装有磁力搅拌子、球形冷凝管、氯化钙干燥管、温度计的 250mL 三颈瓶中（附注 4），加入上一步制得的 3,4-二氯硝基苯 40g、二甲基亚砜 66.36mL（附注 5）、无水氟化钾 23g。在快速搅拌下升温至 194～198℃，反应 1～1.5h，冷却至 50℃左右，加水 75mL，充分搅拌后倒入分液漏斗静置分层。安装水蒸气蒸馏装置，将分出的下层油状物进行水蒸气蒸馏（附注 6），得到淡黄色固体，抽滤，滤饼用水洗至中性，真空干燥，称重，计算产率。

3. 3-氯-4-氟苯胺的制备

在装有机械搅拌器、球形冷凝管、温度计的 500mL 三颈瓶中，加入铁粉 51.5g（附注 7）、水 173mL、氯化钠 4.3g、浓盐酸 2mL。开动搅拌，先在 100℃下活化 10min，然后在快速搅拌下加入 3-氯-4-氟硝基苯 30g，加完后，于 95℃下继续反应 2h。反应停止后，安装水蒸气蒸馏装置，将反应液进行水蒸气蒸馏（附注 8）。在馏出液中加入冰块使其固化，抽滤，将滤饼转移至表面皿中，置于 30℃或室温下晾干（附注 9），称重，计算产率。

4. 7-氯-6-氟-1,4-二氢-4-氧代喹啉-3-羧酸乙酯（环合物）的制备

在装有磁力搅拌子、球形冷凝管、温度计的 250mL 三颈瓶（附注 10）中加入 3-氯-4-氟苯胺 15g、EMME 22.43mL。于磁力搅拌电热套上，边快速搅拌（附注 11）边升温至 120℃，保温反应 2h 后冷却至室温。取下球形冷凝管，加入石蜡油 80mL，将回流反应装置改装成常压蒸馏装置，升温至 260～270℃（附注 12），将大量生成的乙醇蒸出，30min 后冷

却至 50℃左右。抽滤，滤饼分别用甲苯、丙酮洗涤至呈灰白色，真空干燥，称重，测熔点，计算产率（附注 13），熔点为 297～298℃。

5. 7-氯-1-乙基-6-氟-1,4-二氢-4-氧代喹啉-3-羧酸乙酯（乙基物）的制备

在装有磁力搅拌子、球形冷凝管、温度计、恒压滴液漏斗的 250mL 三颈瓶中加入上一步所得的环合物 25g、无水碳酸钾 30.8g、DMF 132.28mL（附注 14）。开动搅拌，先升温至 100℃活化 1h，再降温至 70℃附近。控制温度在 70～80℃，在 40～60min 内滴加溴乙烷 17.12mL（附注 15），滴毕，升温至 100～110℃，继续反应 3h。反应停止后，降温至 50℃（附注 16），将反应液倒入 10 倍体积的蒸馏水中充分搅拌，待固体析出（附注 17）后抽滤，滤饼用大量的水冲洗（附注 18）后抽干，真空干燥得粗品，用乙醇重结晶（附注 19）后抽滤，洗涤，真空干燥，得精品。称重，测熔点，熔点为 144～145℃。

6. 硼螯合物的制备

在装有机械搅拌器、球形冷凝管、温度计、恒压滴液漏斗的 250mL 四颈瓶中，加入适量的氯化锌、硼酸 3.3g 及少量乙酸酐（附注 20，乙酸酐总共需要 15.74mL）。开动搅拌，升温至 79℃，反应引发后停止加热，自动升温至 120℃。在 30min 内滴加完剩下的乙酸酐，回流 1h，稍冷，加入上一步制得的乙基物 10g，继续回流 2.5h。停止反应后冷却至室温，加入适量预先准备的冰水，抽滤，滤饼用少量冰乙醇洗至呈灰白色（附注 21），真空干燥，称重，测熔点，计算产率，熔点为 275℃（分解）。

7. 氟哌酸的制备

在装有磁力搅拌子、球形冷凝管、温度计的 250mL 三颈瓶中加入螯合物 10g（附注 22）、无水哌嗪 8g、二甲基亚砜 27.27mL。开动搅拌，升温至 110℃，反应 3h，冷却至 90℃，加入 10%氢氧化钠溶液 20mL，回流 2h（附注 23）。待反应液澄清后冷却至室温，加水 50mL 稀释，用冰醋酸调节 pH 至 7.2，抽滤，滤饼用少量的水洗涤（附注 24）后抽干。转移至 250mL 烧杯中加入 100mL 水，加热溶解后稍冷，用冰醋酸调节 pH 至 7。待固体大量析出后抽滤，滤饼用水洗涤，抽干，真空干燥，得氟哌酸。称重，测熔点，计算产率，熔点为 216~220℃。

8. 鉴别、检查与含量测定

【鉴别】

(1) 取本品与诺氟沙星对照品适量，分别加三氯甲烷-甲醇（1∶1）制成每 1mL 中含 2.5mg 的溶液，作为供试品溶液与对照品溶液，照薄层色谱法（通则 0502），吸取上述两种溶液各 10μL，分别点于同一硅胶 G 薄层板上，以三氯甲烷-甲醇-浓氨溶液（15∶10∶3）为展开剂，展开，晾干，置紫外光灯（365nm）下观察。供试品溶液所显主斑点的位置与荧光应与对照品溶液主斑点的位置与荧光相同。

(2) 在含量测定项下记录的色谱图中，供试品溶液主峰的保留时间应与对照品溶液主峰的保留时间一致。

以上（1）、（2）两项可选做一项。

【检查】

溶液的澄清度 取本品 5 份，各 0.5g，分别加氢氧化钠试液 10mL 溶解后，溶液应澄清；如显浑浊，与 2 号浊度标准液（通则 0902 第一法）比较，均不得更浓。

有关物质 取本品适量，精密称定，加 $0.1mol \cdot L^{-1}$ 盐酸溶液适量（每 12.5mg 诺氟沙星加 $0.1mol \cdot L^{-1}$ 盐酸溶液 1mL），使其溶解，用流动相 A 定量稀释制成每 1mL 中约含 0.15mg 的溶液，作为供试品溶液。精密量取适量供试品溶液，用流动相 A 定量稀释制成每 1mL 中含 0.75μg 的溶液，作为对照品溶液。另精密称取杂质 A 对照品约 15mg，置于 200mL 容量瓶中，加乙腈溶液并稀释至刻度，摇匀，精密量取适量，用流动相 A 定量稀释制成每 1mL 中约含 0.3μg 的溶液，作为杂质 A 对照品溶液。按照高效液相色谱法（通则 0512），以十八烷基硅烷键合硅胶为填充剂；以 $0.025mol \cdot L^{-1}$ 磷酸溶液（用三乙胺调节 pH 至 3.0 ± 0.1）-乙腈（87∶13）为流动相 A，乙腈为流动相 B；按下表进行线性梯度洗脱。称取诺氟沙星对照品、环丙沙星对照品和依诺沙星对照品各适量，加 $0.1mol \cdot L^{-1}$ 盐酸溶液适量使其溶解，用流动相 A 稀释制成每 1mL 中含诺氟沙星 0.15mg、环丙沙星和依诺沙星各 3μg 的混合溶液，取 20μL 注入液相色谱仪，以 278nm 为检测波长，记录色谱图，诺氟沙星的保留时间约为 9min。诺氟沙星峰与环丙沙星峰、诺氟沙星峰与依诺沙星峰的分离度均应大于 2.0。精密量取供试品溶液、对照品溶液和杂质 A 对照品溶液各 20μL，分别注入液相色谱仪，以 278nm 和 262nm 为检测波长，记录色谱图。供试品溶液色谱图中如有杂质峰，杂质 A（262nm 检测）按外标法以峰面积计算，不得超过 0.2%。其它单个杂质（278nm 检测）峰面积不得大于对照品溶液主峰面积（0.5%）；其它各杂质峰面积的和（278nm 检测）不得大于对照品溶液主峰面积的 2 倍（1.0%）。供试品溶液色谱图中小于对照品溶液主峰面积 0.1 倍的峰忽略不计。

时间/min	流动相 A/%	流动相 B/%
0	100	0
10	100	0
20	50	50
30	50	50
32	100	0
42	100	0

杂质A C$_{12}$H$_9$ClFNO$_3$ 分子量：269.66
1-乙基-6-氟-7-氯-4-氧代-1,4-二氢喹啉-3-羧酸

杂质B C$_{14}$H$_{16}$ClFN$_3$O$_3$ 分子量：293.30
1-乙基-6-氟-7-[(2-氨乙基)氨基]-4-氧代-1,4-二氢喹啉-3-羧酸

干燥失重 取本品，在105℃干燥至恒重，减失重量不得超过1.0%（通则0831）。

炽灼残渣 取本品1.0g，置于铂坩埚中，依法检查（通则0841），遗留残渣不得超过0.1%。

重金属 取炽灼残渣项遗留的残渣，依法检查（通则0821第二法），含重金属不得超过百万分之十五。

【含量测定】

照高效液相色谱法（通则0512）测定。

色谱条件与系统适用性试验 以十八烷基硅烷键合硅胶为填充剂；以0.025mol·L^{-1}磷酸溶液（用三乙胺调节pH至3.0±0.1)-乙腈（87：13）为流动相，检测波长为278nm。称取诺氟沙星对照品、环丙沙星对照品和依诺沙星对照品各适量，加0.1mol·L^{-1}盐酸溶液适量使其溶解，用流动相稀释制成每1mL中含诺氟沙星25μg、环丙沙星和依诺沙星各5μg的混合溶液，取20μL注入液相色谱仪，记录色谱图，诺氟沙星的保留时间约为9min。诺氟沙星峰与环丙沙星峰、诺氟沙星峰与依诺沙星峰间的分离度均应大于2.0。

测定法 取本品约25mg，精密称定，置于100mL容量瓶中，加0.1mol·L^{-1}盐酸溶液2mL使其溶解后，用水稀释至刻度，摇匀；精密量取5mL，置于50mL容量瓶中，用流动相稀释至刻度，摇匀，作为供试品溶液；精密量取20μL注入液相色谱仪，记录色谱图。另取诺氟沙星对照品，同法测定，按外标法以峰面积计算，即得。

五、注意事项

1. 硝化反应时应注意调节混酸的滴加速度，控制温度在40～50℃。
2. 氟化反应要严格注意无水操作，水蒸气蒸馏时冷凝水流量不宜太大。
3. 还原反应应用机械搅拌器剧烈搅拌，以保证反应物充分接触。
4. 环合反应及乙基化反应均应注意严格禁水。

六、思考题

1. 硝化试剂有许多种，请举出其中几种并说明各自的特点。

2. 配制混酸时能否将浓硝酸加到浓硫酸中去？为什么？

3. 如何检查硝化反应是否已进行完全？

4. 提高氟化反应产率的关键是什么？

5. 如果延长氟化反应时间会得到什么样的结果？

6. 水溶液中的二甲基亚砜如何回收？

7. 硝基还原反应用的铁粉是硅铁粉，含有部分硅，如用纯铁粉效果如何？

8. 试举出其它硝基化合物还原成胺的还原剂，并简述各自特点。

9. 硝基还原反应为何分步投料？如何确定其反应终点？

10. 请设计除水蒸气蒸馏外其它的后处理方法，并简述各自优缺点。

11. 请写出 Could-Jacobs 反应的历程，讨论何种反应条件有利于提高产物收率。

12. 试举出几种高温浴装置，并写出安全注意事项。

13. 对于乙基化反应，请找出其它乙基化试剂，并简述其优缺点。

14. 乙基化反应的副产物是什么？简述减少副产物的方法。

15. 采用何种方法可使溴乙烷得到最充分合理的利用？

16. 如减压回收 DMF 后，不降温，加水稀释，对反应有何影响？

17. 搅拌快慢对螯合反应有何影响？

18. 硼螯合反应中，加入乙基物后反应体系中主要有哪几种物质？

19. 从硼螯合物哌嗪化反应的特点出发，选择几种可以替代 DMSO 的溶剂或溶剂体系。

20. 试从产率、操作难易、单耗等方面比较硼螯合物法相对我国传统工业化水解法有何优越性。

七、附注

1. 使用混酸进行硝化反应，浓硫酸可防止副反应的进行，并可以增加被硝化物的溶解度。在下式中，硝鎓正离子 NO_2^+ 是硝化剂。

$$HNO_3 + 2H_2SO_4 \longrightarrow H_3O^+ + NO_2^+ + 2HSO_4^-$$

2. 硝化反应需达到 $40^\circ C$，如果温度较低，滴加混酸后大量混酸聚集，反应发生后反应温度会因聚集的混酸而急剧升高，生成较多副产物。因此，滴加混酸时需要调节滴加速度，使温度保持在 $40 \sim 50^\circ C$。

3. 由于 3,4-二氯硝基苯的熔点为 $39 \sim 41^\circ C$，所以不能用烘箱或红外灯干燥。

4. 氟化反应为绝对无水操作，微量水分就会导致产率大幅下降，必须保证所用原料、仪器绝对无水。

5. 为保证无水反应，可在刚回流时蒸出少量二甲基亚砜以带走微量水分。

6. 进行水蒸气蒸馏带出 3-氯-4-氟硝基苯时，只需少量冷凝水，否则会导致产物固化而堵塞冷凝管。

7. 通常用 60 目的铁粉和盐酸（或冰醋酸）还原硝基化合物制备胺，反应前先用酸将铁粉活化以除去铁粉表面的氧化层。由于铁粉的密度大，反应时应剧烈搅拌，避免铁粉沉在反应瓶底结块。此法操作易行，原料廉价易得，产率稳定，适合工业化生产。

8. 水蒸气蒸馏带出 3-氯-4-氟苯胺时，控制好冷凝水的流速，防止产物固化堵塞冷凝管。

9. 3-氯-4-氟苯胺熔点为 $40 \sim 43^\circ C$，室温较低时尽量抽干，干燥温度设置在 $30^\circ C$，室温较高时，晾干即可。

10. Could-Jacobs 环合反应为无水操作，所有仪器和原料需严格禁水，少量的水分即可导致 EMME 分解。

11. 反应开始后反应液会变得黏稠，为避免局部过热，应快速搅拌。

12. 环合温度应控制在 $260 \sim 270\,^{\circ}\mathrm{C}$，当温度达到 $260\,^{\circ}\mathrm{C}$ 后缓慢加热，有助于控制温度，避免超过 $270\,^{\circ}\mathrm{C}$。

13. 在 Could-Jacobs 环合反应中，受苯环上取代基定位效应和空间效应的影响，虽然 3 号位氯原子的对位远比邻位活泼，但还是不能忽略邻位上的取代。

縮合物　　　　　　　　　　　　　环合物　　　　　　　　反环化合物

当反应温度低时，会形成和产物等量的反环化合物，从而影响产率。快速升温到 $260\,^{\circ}\mathrm{C}$，再缓慢控制温度不超过 $270\,^{\circ}\mathrm{C}$ 可减少反环化合物的形成。此外，可以采用廉价的工业柴油代替石蜡油，并且适当加大溶剂使用量也能够减少反环化合物的生成。当溶剂与反应物用量比（V/W）为 $3:1$ 时，既能提高产物的量又不浪费溶剂。

14. 体系中存在的少量水分可对乙基化反应的产率产生很大的影响。由于无水碳酸钾易吸湿，所以应注意反应装置的密闭性并保持干燥。无水碳酸钾投入前应先炒干并稍微过量，再加入预先干燥过的 DMF。

15. 溴乙烷沸点低，且易挥发，为避免损失，可将恒压滴液漏斗的滴管加长，以插入液面以下。

16. 反应液加水前要降温至 $50\,^{\circ}\mathrm{C}$ 左右，避免因温度太高导致酯键水解。但又不宜降温过低，否则产物会结块，不利于后处理。

17. 环合化合物在溶液中存在酮式-烯醇式平衡，反应后可得到少量乙基化合物进入后续反应，生成脱羧物 6-氟-1,4-二氢-4-氧代-7-(1-哌嗪基)喹啉，这是氟哌酸中的主要杂质。不同的乙基化试剂生成 O-乙基产物的量不一样，采用溴乙烷时较低。

18. 洗涤滤饼时，为了避免少量的碳酸钾残留，先将滤饼颗粒研细，再用大量的水冲洗后抽干。

19. 乙醇重结晶操作过程：将粗品投入回流装置，预先准备 4 倍体积的乙醇。先加入一半体积的乙醇，边加热边搅拌，同时分批次缓慢添加剩下的乙醇直至粗品全部溶解，剩余的乙醇不再添加。加热至沸腾，稍冷，加入少许活性炭，继续回流 10min，趁热抽滤。滤液冷却至 10℃析出结晶，抽滤，洗涤，真空干燥，得精品备用。将母液浓缩后冷却析晶，抽滤，所得滤饼经洗涤，干燥，也可用于下一步投料。

20. 硼酸与乙酸酐反应生成硼酸三乙酰酯（AcO）$_3$B，此反应到达 79℃临界点时才开始反应，并放出大量的热，温度急剧升高。如果量大，则有冲料的危险，建议采用 250mL 以上的反应瓶，并缓缓加热。

21. 由于硼螯合物在乙醇中有一定的溶解度，为避免产品损失，停止反应后冷却至室温，先向反应液中加入适量预先准备的冰水，搅拌片刻抽滤，滤饼再用少量冰乙醇洗成灰白色。

22. 硼螯合物可以利用 4 号位羰基氧的 p 电子向硼原子轨道转移的特性，增强诱导效应，激活 7 号位的氯原子，钝化 6 号位的氟原子，从而选择性地提高哌嗪化产率，能彻底地防止氯哌酸的产生。

23. 由于氟哌酸溶于碱，如反应液中加入氢氧化钠溶液回流后变澄清，则表示反应已进行完全。

24. 粗品抽滤后要用水将滤饼中的乙酸盐洗净，防止带入精制过程，影响产品的质量。

【参考文献】

[1] 尤启冬. 药物化学实验与指导 [M]. 北京：中国医药科技出版社，2000.

[2] 孙铁民. 药物化学实验 [M]. 2 版. 北京：中国医药科技出版社，2017.

[3] 张国升，吴培云. 药用基础实验化学 [M]. 北京：科学出版社，2007.

[4] 国家药典委员会. 中华人民共和国药典：二部 [M]. 2020 年版. 北京：中国医药科技出版社，2020.

[5] 李飞，杨家强. 药物化学实验 [M]. 武汉：华中科技大学出版社，2019.

（余海峰　湖北科技学院）

第三节　设计性实验

实验二十三　苯妥英钠的合成

预习准备

1. 苯妥英钠的药理作用及临床应用。
2. 苯妥英钠的不同合成路线并作比较。
3. 安息香缩合和二苯羟乙酸重排反应机理。
4. 氧化反应的常用氧化剂及其适用范围。
5. 利用理化性质纯化化合物的方法。
6. 巴比妥类药物的检验方法。

一、实验目的

1. 通过文献查阅了解合成苯妥英钠的方法，对合成路线进行比较和评价。
2. 熟悉安息香反应的基本原理。
3. 掌握二苯羟乙酸重排反应、环合反应的原理及基本操作。
4. 学生自行设计合成苯妥英钠及利用理化性质分离与提纯产物。

二、实验原理

1. 药物简介

苯妥英钠，又名大伦丁钠，化学名为 5,5-二苯基乙内酰脲钠盐，为白色粉末，无臭，有引湿性，在空气中渐渐吸收二氧化碳，分解成苯妥英。苯妥英钠水溶液显碱性反应，常因部分水解而产生浑浊。本品在水中易溶，在乙醇中溶解，在三氯甲烷或乙醚中几乎不溶。其化学结构式为：

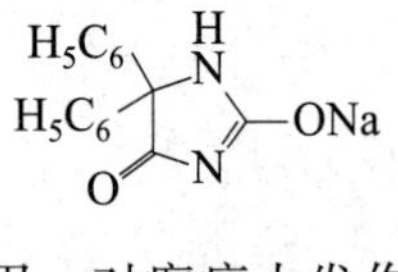

$$H_5C_6 \quad H_5C_6 \quad \overset{H}{\underset{O}{\bigtriangleup}}\!\!\!\diagdown N \!\!-\!\! ONa$$

本品具有抗癫痫和抗心律失常作用，对癫痫大发作效果好，是治疗癫痫大发作的首选药物，可用于治疗三叉神经痛及某些类型的心律不齐，也可用于治疗精神运动性发作、局限性发作。本品适用于治疗全身强直-阵挛性发作，复杂部分性发作（精神运动性发作、颞叶癫痫），单纯部分性发作（局限性发作）和癫痫持续状态。本品也可用于治疗隐性营养不良性大疱性表皮松解，发作性舞蹈手足徐动症，发作性控制障碍（包括发怒、焦虑和失眠的兴奋过度等行为障碍疾患），肌强直症及三环类抗抑郁药过量时心脏传导障碍等。本品还适用于洋地黄中毒所致的室性及室上性心律失常，对其它各种原因引起的心律失常疗效较差。

合成苯妥英钠的方法很多。主要有：

① 采用苯甲醛为原料，经过经典的安息香缩合、氧化得到二苯乙二酮，最后在碱性条件下与尿素环合合成本品。

② 将苯甲醛在常温条件下与维生素 B_1 进行安息香反应，在硝酸、三氯化铁或醋酸铜-硝酸铵-冰醋酸催化系统下氧化生成二苯乙二酮，最后在碱性条件下与尿素环合合成本品。

③ 二苯酮为原料，在稀醇溶液中与氰化钾、碳酸铵经 Bucherer-Bergs 反应得到本品。

2. 合成路线

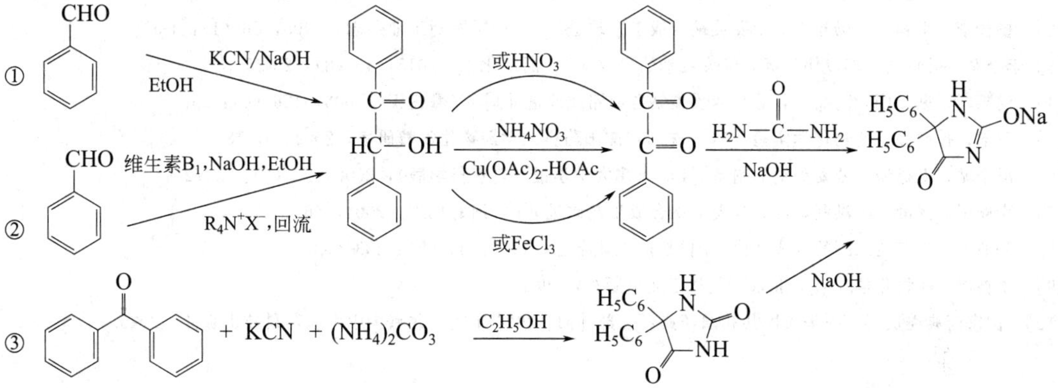

三、合成方法与设计

1. 合成方案设计

通过文献对比，改进后的合成路线步骤少、原料廉价易得、污染少、条件温和易操作，适合工业生产。因此，本实验选择改进后的合成方法，路线如下：

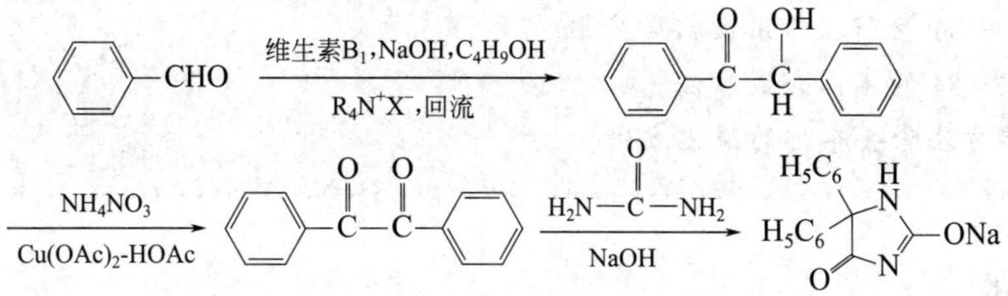

参照文献（参考文献附后）所述的合成方法，按以上路线设计实验方案完成本实验。

2. 鉴别、检查与含量测定

【鉴别】

（1）苯妥英红外光吸收图谱应与苯妥英对照的图谱（通则 0402）一致。

（2）钠盐鉴别反应（通则 0301）。

【检查】

有关物质 高效液相色谱法（通则 0512）试验。杂质提示：杂质 I。

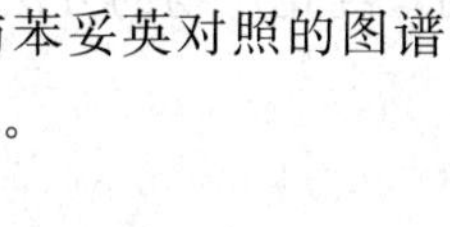

杂质 I
2-羟基-1,2-二苯乙二酮

干燥失重　照通则 0831 试验，减失重量不得超过 2.0%（供注射用）或 2.5%（供口服用）。

重金属　依通则 0821 第一法检查，含重金属不得超过百万分之十。

【含量测定】

按照高效液相色谱法（通则 0512）测定。

【参考文献】

[1]　兰州大学，复旦大学化学系有机化学教研室．有机化学实验［M］.2 版．北京：高等教育出版社，1994：236-237.

[2]　杨仕豪，李莉萍，杨建文．苯妥英钠合成工艺改进［J］.中国医药工业杂志，1995，26（1）：4-5.

[3]　李公春，吴长增，郭俊伟，等．苯妥英钠的合成［J］.浙江化工，2015，46（8）：23-25.

[4]　何黎琴，见玉娟，高文武，等．苯妥英钠合成路线改进［J］.安徽化工，2003，126（6）：24.

[5]　王瑞，孙铁民．药物化学实验［M］.沈阳：沈阳药科大学药物化学教研室，2004：15-18.

[6]　冯金城，麦禄诚．苯妥英钠的制备［J］.天津大学学报（自然科学版），2000，20（3）：70-72.

[7]　李丽娟，张静，陈洪利，等．苯妥英钠合成工艺改进［J］.河北化工，2004，（6）：40-41.

[8]　陈毅平．二苯乙二酮的合成［J］.中国医药工业杂志，1999，30（5）：233-234.

[9]　李振肃．药物化学［M］.北京：化学工业出版社，1981.

[10]　国家药典委员会．中华人民共和国药典：二部［M］.2020 年版．北京：中国医药科技出版社，2020.

（陈毅平　广西中医药大学）

实验二十四　亚胺-154 的合成

预习准备

1. 亚胺-154 的药理作用及临床应用。

2. 亚胺-154 的不同合成方法。

3. 化学方法除去杂质的纯化方法。

一、实验目的

1. 通过查阅文献，了解合成亚胺-154 的常用方法，并比较优缺点。

2. 掌握缩合、环合反应的基本操作和反应原理。

3. 掌握利用理化性质去除副产物及纯化产物的方法。

二、实验原理

1. 药物简介

亚胺-154（ICRF-154），化学名为乙二胺四乙酰亚胺，又称 1,2-双（3,5-二氧哌嗪基）乙烷，为白色针状结晶，难溶于水及乙醇，在碱中不稳定，熔点为 290～292℃（分解）。亚胺-154 是一种重要的有机化合物，在抗肿瘤和治疗银屑病等方面具有重要的作用，具有毒性小，对恶性淋巴瘤、头颈部肿瘤、软组织肉瘤等有很高的缓解和抑制作用等特点，广泛应用于医疗方面。另外，亚胺-154 是一种重要的有机合成产品，在有机合成中具有重要的地位。其化学结构式为：

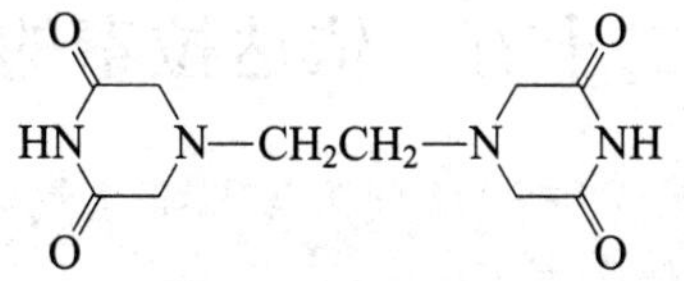

2. 合成路线

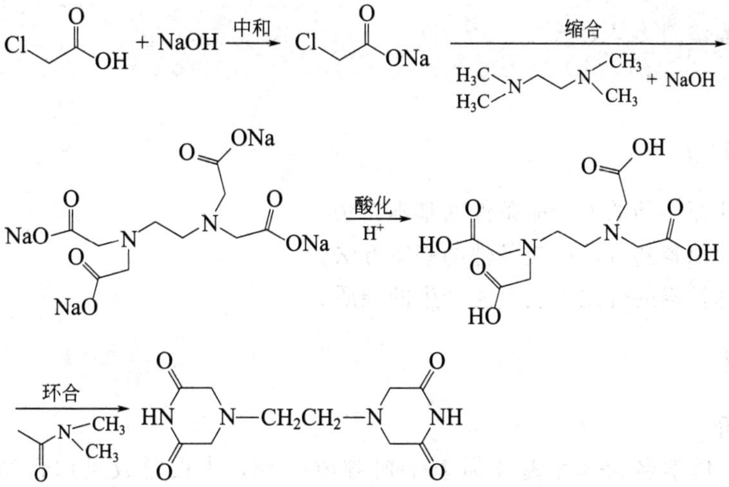

三、合成方法与设计

1. 乙二胺四乙酸的制备

在装有温度计、搅拌器及滴液漏斗的 250mL 三颈瓶中，投入氯乙酸 22.5g，加 45mL 水溶解。另将氢氧化钠 22g 溶于 60mL 水中，再加入乙二胺盐酸盐 6.6g，混匀后，置于滴液漏斗中，在搅拌下滴加到氯乙酸溶液中（1～2min）。加料完毕后，温度上升至 102～ 106℃，pH 约为 9。将滴液漏斗换成冷凝器，搅拌保温 2h。于前 30min 内，分次测定反应液的 pH。当 pH 低于 9 时，补加少量 30％氢氧化钠，使 pH 维持在 9 左右。2h 后，加入活性炭脱色，抽滤。滤液用盐酸酸化至 pH＝1，放置，析出结晶，抽滤，结晶用水洗涤至氯离子呈阴性反应。干燥，得乙二胺四乙酸，熔点为 210℃（分解）。

2. 乙二胺四乙酰亚胺的制备

将乙二胺四乙酸 14.6g、甲酰胺 26g 置于装有搅拌器、温度计和直形冷凝管（除水用）的三颈瓶中。加热至 140℃左右，保温反应 90min，再升温至（160±1）℃，保温反应 4h。反应过程中逸出气体的 pH 由 3 逐渐上升，当 pH 升至 8～9 时，即为反应终点，趁热将反应液倒入冷水中，析出结晶，抽滤。结晶分别用水、乙醇洗涤，烘干，得乙二胺四乙酰亚胺白色结晶，熔点为 295～300℃（分解）。

【参考文献】

孙德武，林险峰. 双酮嗪的合成研究 ［J］. 吉林师范大学学报（自然科学版），2015（36）：105-108.

（赵宏　佳木斯大学，张艳　湖北医药学院）

实验二十五　依达拉奉的合成

预习准备

1. 依达拉奉的作用机理和临床应用。
2. 依达拉奉的合成原理。
3. 重结晶溶剂选择的原则。

一、实验目的

1. 掌握优化原料药的重结晶条件的基本方法。
2. 熟悉优化原料药合成反应条件的基本方法。
3. 了解依达拉奉的合成工艺可能产生的杂质。

二、实验原理

1. 药物简介

依达拉奉，化学名为 3-甲基-1-苯基-2-吡唑啉-5-酮，为白色或类白色结晶性粉末，无臭，熔点为 126～130℃，在甲醇中易溶或溶解，在乙醇中溶解，在水中极微溶解或几乎不溶。其化学结构为：

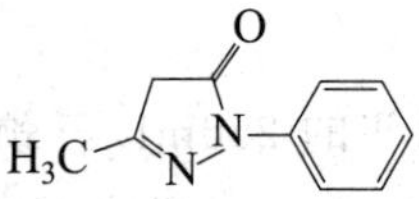

依达拉奉是一种脑保护剂（自由基清除剂），临床用于改善急性脑梗死所致的神经症状、日常生活活动能力和功能障碍，以及治疗肌肉萎缩性侧索硬化症（ALS）。

2. 合成路线

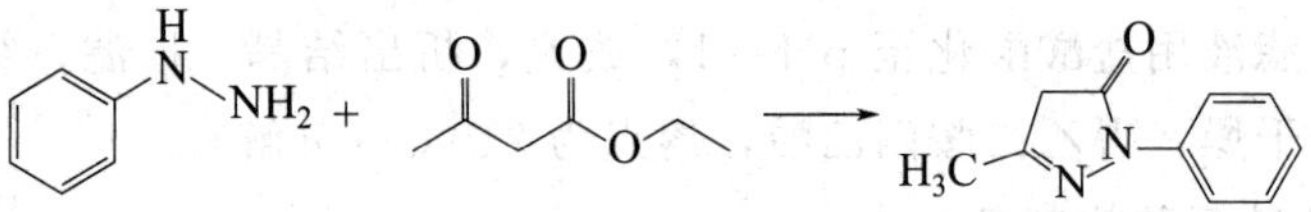

三、合成方法与设计

1. 合成方案设计

通过文献对比，改进后的工艺操作方便、安全、成本低，可实现安全、质量稳定的规模化生产。

参照文献所述（参考文献附后）的合成方法，按投料比对反应的影响和重结晶溶剂的研究两方面设计实验方案完成本实验。

2. 鉴别、检查与含量测定

【鉴别】

(1) 紫外-可见分光光度法（通则 0401）测定。

（2）红外光谱吸收图谱应与对照品的图谱一致（通则 0402）。

【检查】

酸度　照通则 0631，pH 应为 4.5～5.5。

有关物质　照高效液相色谱法（通则 0512）试验。杂质提示：3,3′-二甲基-1,1′-二苯基-1H-1′H-4,4′-联吡唑-5,5′-二醇或 4,4′-双-(3-甲基-1-苯基-5-吡唑啉酮)（杂质 I）。

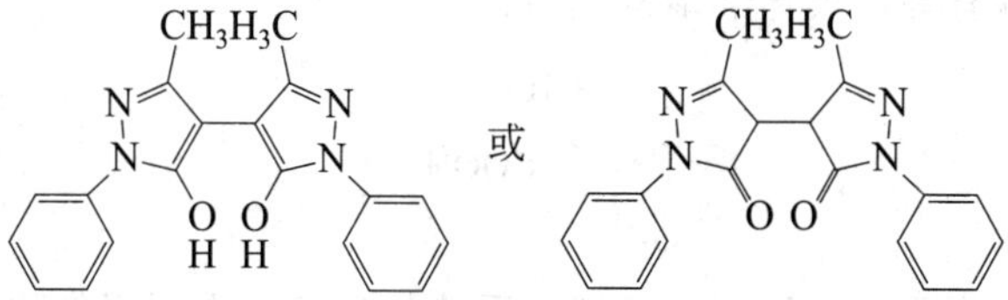

杂质 I　$C_{20}H_{18}N_4O_2$　分子量：346.38

3,3′-二甲基-1,1′-二苯基-1H-1′H-4,4′-联吡唑-5,5′-二醇
或 4,4′-双-(3-甲基-1-苯基-5-吡唑啉酮)

干燥失重　照通则 0831，减失重量不得超过 0.5%。

炽灼残渣　照通则 0841，遗留残渣不得超过 0.1%。

重金属　照通则 0821 第二法，含重金属不得超过百万分之十。

【含量测定】电位滴定法（通则 0701）。

【参考文献】

[1] 殷晓华．依达拉奉合成工艺改进［J］．化学工程与装备，2013，8：89-91.

[2] 国家药典委员会．中华人民共和国药典：二部［M］．2020 年版．北京：中国医药科技出版社，2020.

（王宇亮　佳木斯大学）

实验二十六　苦杏仁酸的合成

预习准备

1. 苦杏仁酸的主要用途。

2. 苦杏仁酸的不同合成方法并作比较。

3. 各种类型相转移催化及其催化剂各自特点和应用。

4. 确定反应终点的化学方法。

5. 重结晶的操作方法。

一、实验目的

1. 通过查阅文献了解苦杏仁酸的合成方法并对各种路线的优缺点进行评价。

2. 熟悉相转移催化反应和相转移催化剂的类型及适用范围。

3. 掌握相转移催化反应的原理及基本操作。

4. 掌握有机溶剂乙醚、苯、氯仿等的安全使用方法。

二、实验原理

1. 药物简介

苦杏仁酸，也称扁桃酸，化学名为 α-羟基苯乙酸，为白色斜方片状结晶，熔点为119℃，易溶于热水、乙醚，不溶于乙醇。苦杏仁酸曝光过久，会发生变色和分解。苦杏仁酸有毒，皮肤接触及吞食有害。其化学结构式为：

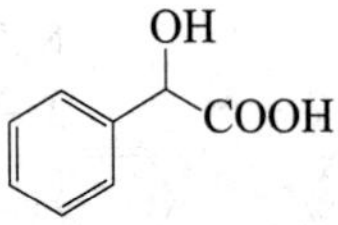

本品具有较强的抑菌作用，可用于治疗泌尿系统等疾病，也可用作防腐剂。在医药工业行业苦杏仁酸可作为重要的原料用于合成环扁桃酸酯，或作为合成头孢羟唑、羟苄唑、匹莫林等药物的中间体。在有机合成中苦杏仁酸可作为对映体胺、醇的拆分试剂，可作为不对称还原、Diels-Alder 反应的手性模板，也可作为手性反应的起始物。

2. 合成路线

苦杏仁酸的合成方法很多，主要的合成方法有：

① 以苯与二氯乙酰氯经 Friedel-Crafts 反应得二氯苯乙酮，然后经碱性水解、酸化得到产品。

② 苯乙酮法：苯乙酮在冰醋酸中通氯气得到二氯苯乙酮，然后加氢氧化钠水解得苦杏仁酸钠，经酸化、乙醚萃取、苯重结晶得到产品。

③ 苯甲醛相转移法：苯甲醛在季铵盐相转移催化剂作用下，依次加入氯仿、50％氢氧化钠水溶液，加热反应，酸化、分离得到产物。

④ 以苯甲醛为原料，与亚硫酸钠加成，产物再与氰化钠反应得到 β-羟基苯乙腈，最后在酸性水溶液中水解得苦杏仁酸。

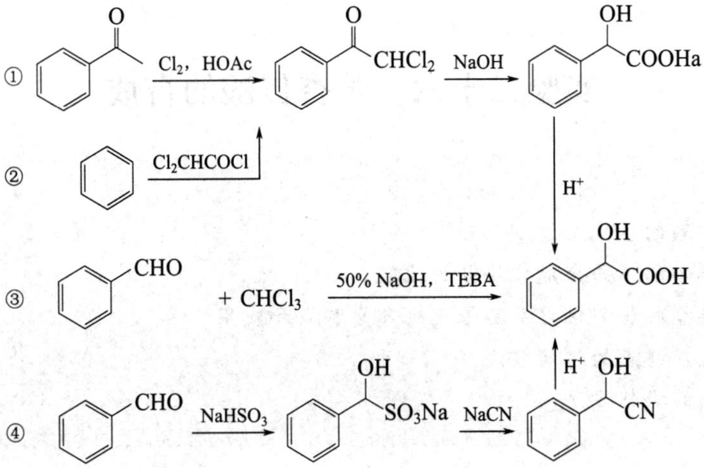

三、合成方法与设计

1. 合成方案设计

二氯苯乙酮（①、②）水解酸化法中所使用的原料氯气毒性大，且该反应是多步反应，操作步骤烦琐。苯甲醛氰化法（④）使用了剧毒物质氰化钠，不安全。相转移催化法（③）中苯甲醛不可能自己缩合，由于该反应是多相反应，很大程度避免了苯甲醛的歧化反应。因此，本实验选择采用相转移催化合成方法，合成路线如下：

$$\underset{\text{CHO}}{\bigotimes} + CHCl_3 \xrightarrow[\text{TEBA}]{50\% \text{ NaOH}} \underset{\text{COOH}}{\overset{\text{OH}}{\bigotimes}}$$

参照文献（参考文献附后）所述的合成方法，按以上路线设计实验方案完成本实验。

2. 鉴别、检查与含量测定

【鉴别】

红外光谱与已知的红外光谱一致。

【检查】

干燥失重 照通则 0831，减失重量不得超过 0.5%。

炽灼残渣 照通则 0841，遗留残渣不得超过 0.1%。

重金属 照通则 0821 第二法，重金属不得超过百万分之十。

旋光度 照通则 0621，旋光度测定法：旋光度为 −158°（H_2O）。

【含量测定】

高效液相色谱法（通则 0512）。

【参考文献】

[1] 杨如圭，吴保生. 苦杏仁酸的制备及其工艺的改进 [J]. 化学试剂，1984，(2)：100，128.

[2] 武立军，袁志文，郭翠红，等. 苯甲醛氰化法制备扁桃酸 [J]. 山东化工，2016，45 (16)：11-12.

[3] 孔荣祖. 相转移催化法合成扁桃酸 [J]. 江苏化工，1991，(3)：22-23.

[4] 徐福培，罗德威，何修目. 苦杏仁酸及其衍生物的制备 [J]. 化学试剂，1987，9 (2)：111-112.

[5] 李柱来，孟繁浩. 药物化学实验指导 [M]. 上海：复旦大学出版社，2016.

[6] 陈光勇，陈旭冰. 药物化学实验指导 [M]. 昆明：云南科技出版社，2011.

（陈毅平　广西中医药大学）

实验二十七　苯佐卡因的合成

预习准备

1. 局麻药的发展史。

2. 苯佐卡因的药理作用及临床应用。

3. 苯佐卡因的不同合成方法。

4. 用于硝基还原的各种还原剂。

5. 金属铁粉还原剂的特点及应用范围。

6. 化学方法除去杂质的纯化方法。

一、实验目的

1. 通过查阅文献，了解合成苯佐卡因的常用的方法，并比较其优缺点。

2. 熟悉铁粉还原剂特点及使用。

3. 掌握铁粉还原反应的原理及基本操作。

4. 掌握利用理化性质去除副产物及纯化产物的方法。

二、实验原理

1. 药物简介

苯佐卡因，化学名为对氨基苯甲酸乙酯。本品为局部麻醉药，用于创伤面、溃疡面及痔疮等的止痒止痛，使用浓度为 5%～20%；也用作药物合成和有机合成中间体；此外，还可以作为紫外线吸收剂，主要用于防晒类和晒黑类化妆品。苯佐卡因对光和空气的化学性稳定，对皮肤安全，还具有在皮肤上成膜的能力。本品为白色结晶性粉末；无臭，遇光颜色逐渐变黄。本品在乙醇、三氯甲烷或乙醚中易溶，在脂肪油中略溶，在水中极微溶解。苯佐卡因的化学结构式为：

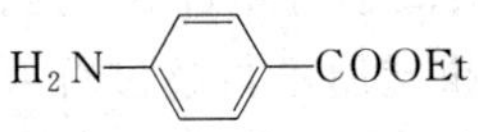

2. 合成路线

合成苯佐卡因的方法很多，主要采用对硝基苯甲酸为原料，根据反应顺序和采用的反应试剂不同可以分为三种方法：

① 对硝基苯甲酸经过铁粉还原生成对氨基苯甲酸，再酯化得到本品。

② 在硫酸作用下对硝基苯甲酸与乙醇回流反应生成对硝基苯甲酸乙酯，然后再用铁粉在酸性条件下将其还原成苯佐卡因。

③ 用氯化亚砜将对硝基苯甲酸酰氯化，然后再与乙醇生成酯，最后用铁粉还原得到产品。

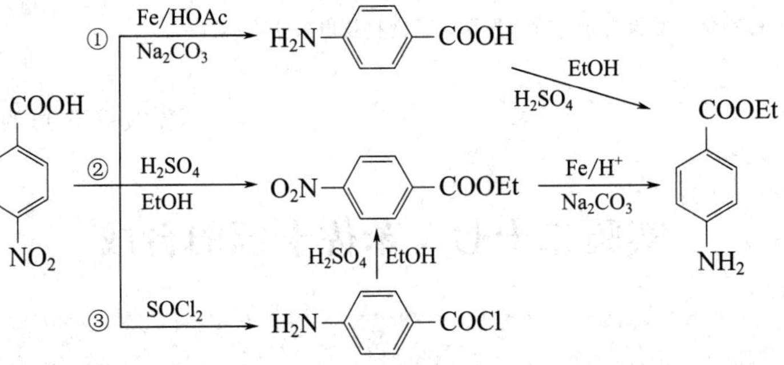

三、合成方法与设计

1. 合成方案设计

文献比较发现如果采用①法，即先还原后酯化的方法，用铁粉还原时还原产物分离困难，羧酸与铁离子形成稳定的不溶性的盐混于铁泥中不易分离。①法中对氨基苯甲酸的化学活性较②法中未还原的对硝基苯甲酸的活性低，①法的酯化产率不如②法。③法用到氯化亚砜进行酰氯化，有二氧化硫和氯化氢废气放出，有特异性臭，污染大。因此，本实验选择合成方法②，路线如下：

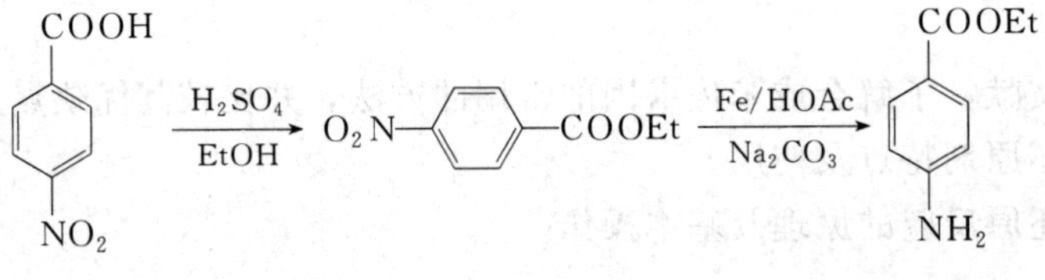

参照文献（参考文献附后）所述的合成方法，按以上路线设计实验方案完成本实验。

2. 鉴别、检查与含量测定

【鉴别】

（1）本品在碱性条件下的水解产物为乙醇，可用碘仿反应鉴别。

（2）本品的红外光吸收图谱应与对照的图谱（光谱集 237 图）一致。

（3）本品显芳香第一胺类的鉴别反应（通则 0301）。

（4）熔点测定（通则 0612）。

【检查】

有关物质　照薄层色谱法（通则 0502）试验。供试品溶液与对照溶液的主斑点比较，杂质总量不得超过 1.0%。

干燥失重　照通则 0831，减失重量不得超过 0.5%。

炽灼残渣　照通则 0841，遗留残渣不得超过 0.1%。

重金属　照通则 0821 第二法，含重金属不得超过百万分之十。

【含量测定】

照永停滴定法（通则 0701）测定。

【参考文献】

[1]　陈碧芬，孙向东，李爱元，等．苯佐卡因合成方法的改进研究［J］．广州化工，2015，43（3）：84-86.

[2]　张斌，许莉勇．苯佐卡因合成方法的改进［J］．浙江工业大学学报，2004，32（2）：143-145.

[3]　刘金，韦琨，蔡乐，等．苯佐卡因的改进合成［J］．大学化学，2016，31（3）：64-67.

[4]　刘太泽，肖鉴谋，刘奉强，等．苯佐卡因合成工艺的改进［J］．化工中间体，2009（9）：34-37.

[5]　秦永华，张斌，张雅娟，等．苯佐卡因合成实验的改进［J］．化学教育，2015，36（12）：35-38.

[6]　舒广文．传统与半开放协同实验教学的设计与实施——以"苯佐卡因的合成"为例［J］．化学教育，2017，38（4）：34-37.

[7]　欧守珍，陈年根，任兆平，等．苯佐卡因合成工艺的改进［J］．海南医学院学报，2007，13（2）：164-165.

[8]　国家药典委员会．中华人民共和国药典：二部［M］．2020 年版．北京：中国医药科技出版社，2020.

（陈毅平　广西中医药大学）

实验二十八　安妥明的合成

预习准备

1. 安妥明的药理作用及临床应用。

2. 苯氧异丁酸类化合物的合成方法与原理。

3. 相转移催化剂类型和催化原理。

4. 酯类化合物的检测方法。

5. 减压蒸馏原理和操作。

一、实验目的

1. 通过查阅文献，了解安妥明合成方法并对合成方法进行评述，比较其优缺点。

2. 熟悉相转移催化反应的优点。

3. 掌握液体药物的纯化方法。

4. 学会自行设计合成方案与反应终点的确定方法。

二、实验原理

1. 药物简介

安妥明，又名氯贝丁酯，为无色至黄色的澄清油状液体，有特异性臭；遇光颜色逐渐变深。在乙醇、丙酮、三氯甲烷、乙醚或石油醚中易溶，在水中几乎不溶。相对密度为 1.138～1.144。安妥明的化学名为 2-(4-氯苯氧基)-2-甲基丙酸乙酯，化学结构式为：

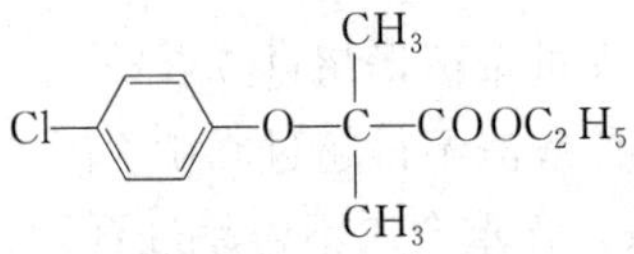

$$Cl-\underset{}{\bigcirc}-O-\underset{\underset{CH_3}{|}}{\overset{\overset{CH_3}{|}}{C}}-COOC_2H_5$$

安妥明属氯贝丁酸衍生物类血脂调节药，通过降低低密度脂蛋白降血脂，抑制肝脏脂蛋白的释放和胆固醇合成，改变肝脏甘油三酯合成，加强脂蛋白酯酶的作用，增加固醇类分泌并从肠道排出，增加循环中甘油三酯的清除。本品适用于高脂血症的治疗，降甘油三酯较降胆固醇作用明显。临床上安妥明用于动脉粥样硬化及其继发症，如冠状动脉病、脑血管疾病、周围血管病及糖尿病所致动脉病等。

2. 合成路线

安妥明的合成方法很多：

① 以苯酚为原料，经过氯化、醚化得到对氯苯氧异丁酸，然后与乙醇反应得到产品。

② 以对氯苯酚为原料经醚化得到对氯苯氧异丁酸，最后将对氯苯氧异丁酸与乙醇酯化合成安妥明。

③ 以对氯苯酚为原料，与氯仿和丙酮在相转移催化剂 TEBA/PEG 双重催化作用下发生加成、醚化反应得到对氯苯氧异丁酸，最后与乙醇在硫酸催化作用下缩合得到产品。

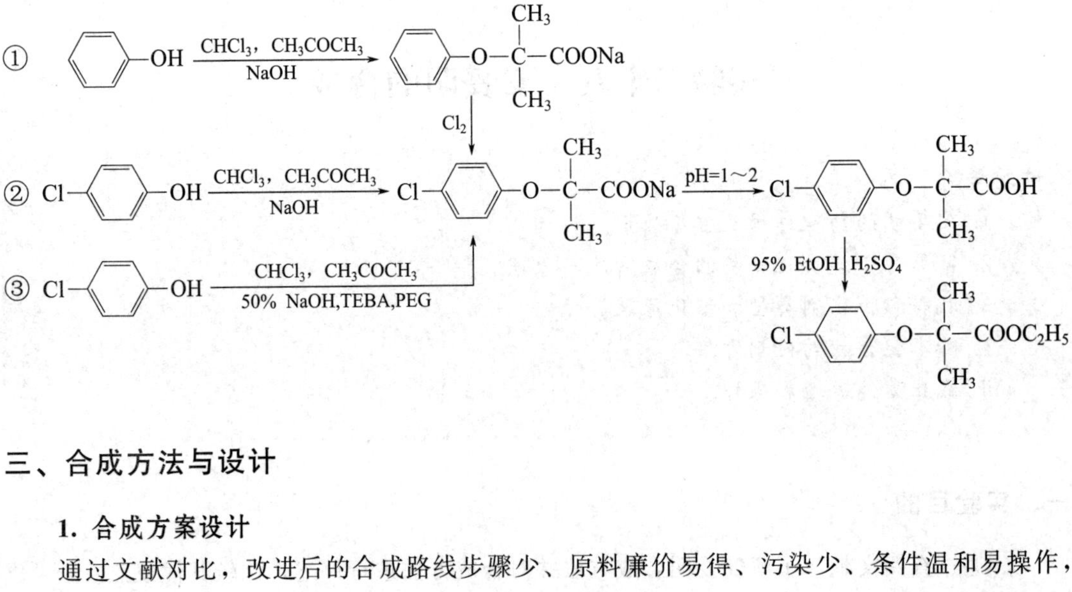

三、合成方法与设计

1. 合成方案设计

通过文献对比，改进后的合成路线步骤少、原料廉价易得、污染少、条件温和易操作，适合工业生产。因此，本实验选择改进后的合成方法③，路线如下：

参照文献（参考文献附后）所述的合成方法，按以上路线设计实验方案完成本实验。

2. 鉴别、检查与含量测定

【鉴别】

（1）紫外-可见分光光度法（通则 0401）测定。

（2）红外光吸收图谱应与对照的图谱（光谱集 494 图）一致。

【检查】

有关物质 照气相色谱法（通则 0521）试验。杂质提示：对氯苯酚（杂质 I）。

杂质 I

对氯苯酚

挥发性杂质 照气相色谱法（通则 0521）试验，照对氯苯酚检查项（有关物质）下的色谱条件。

【含量测定】

酸碱滴定法。照安妥明含量测定项的条件进行。

【参考文献】

[1] 王广洪. 氯贝丁酯的合成工艺研究 [J]. 齐鲁药事，2006，25（5）：298-299.

[2] 国家医药管理总局. 全国原料药工艺汇编 [M]. 北京：国家医药管理总局，1980.

[3] 张志英，刘桂荣，金声. 几种心血管药物的合成 I、安妥明的制备 [J]，北京大学学报（自然科学版），1974，（S1）：32-34.

[4] 郑德珍，田有科，毛文仁. 安妥明新合成路线 [J]. 医药工业，1976，（4）：119-121.

[5] 纪息敏，张摘群，杨双革. 固-液相转移催化法合成安妥明条件考察 [J]. 河北医学院学报，1994，15（3）：151.

[6] 许军，彭红，罗义生. 相转移催化合成对氯苯氧异丁酸条件的探讨 [J]. 现代应用药学，1994，11（2）：15-16.

[7] 方惠珍，黄卫莲. 对氯苯氧异丁酸合成工艺的改进 [J]. 广州化工，2010，38（7）：99-100.

[8] 贾湘曼，张嫡群，张二巧. 对氯苯氧异丁酸的相转移催化法合成 [J]. 中国医药工业杂志，1989，20（2）：73.

[9] 徐伟，许军，邱如意，等. 正交试验优选对氯苯氧异丁酸的合成条件 [J]. 中国药业，2008，17（13）：40-41.

[10] 陈毅平. 相转移催化合成对氯苯氧异丁酸 [J]. 中国医药工业杂志，2000，31（6）：281-282.

[11] 国家药典委员会. 中华人民共和国药典：二部 [M]. 2020 年版. 北京：中国医药科技出版社，2020.

（陈毅平　广西中医药大学）

实验二十九　格列齐特的合成

预习准备

1. 格列齐特的药理作用及临床应用。
2. 格列齐特的不同合成路线并作比较。
3. 各种类型还原剂的特点及应用。
4. 水蒸气蒸馏的操作过程。
5. 重结晶的操作方法。

一、实验目的

1. 通过对比现有文献，了解改进方法和传统方法的优劣性。
2. 熟悉酰肼化反应的基本操作以及水合肼的使用方法。
3. 掌握还原反应的原理及基本操作。
4. 初步引导并训练学生自行设计方案分离与提纯含产物的混合物。

二、实验原理

1. 药物简介

格列齐特，又名达美康，属于第二代磺酰脲类口服降血糖药，最早于 1972 年由法国 SERVIER 公司开发并在法国上市，目前已经在世界上 130 多个国家注册和销售。1985 年引进中国后，因副作用少而广泛应用于临床治疗Ⅱ型糖尿病，得到了广大医生和专家的一致好评。其特点是口服吸收快，只刺激胰岛素 β 细胞释放胰岛素却不促进胰岛素的合成，降血糖活性比第一代大数十倍至上百倍，且引发低血糖、粒细胞减少以及心血管不良反应的发病率较小。格列齐特兼具降血糖及改善凝血功能的双重作用，不仅可以改善糖尿病患者的代谢，而且可以改善或延缓糖尿病血管并发症的发生，现已成为我国第一线口服降糖药。格列齐特是一种不溶于水的白色粉末状化合物，其化学名为 1-(3-氮杂双环[3.3.0]辛基)-3-对甲苯磺酰脲，熔点为 162～166℃。格列齐特的结构式为：

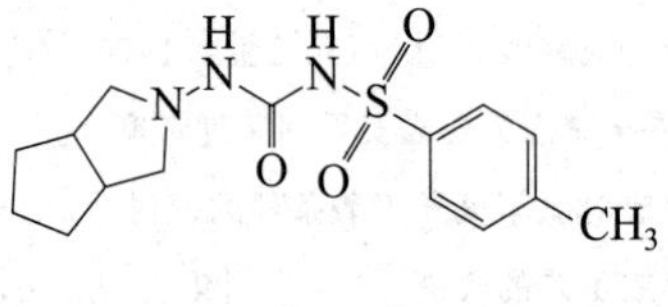

2. 合成路线

格列齐特的合成方法很多，我国传统生产工艺（路线①）采用 1,2-环戊烷二甲酰亚胺为原料，经过还原、亚硝化、锌粉还原得到 *N*-氨基-3-氮杂双环[3.3.0]辛烷，最后与对甲苯磺酰脲缩合合成格列齐特。本实验结合多方文献改进工艺（路线②），将 1,2-环戊烷二甲酰亚胺与水合肼反应制备 *N*-氨基-1,2-环戊烷二甲酰亚胺，再经过还原制得 *N*-氨基-3-氮杂双环[3.3.0]辛烷，最后与对甲苯磺酰脲缩合得到产品格列齐特。

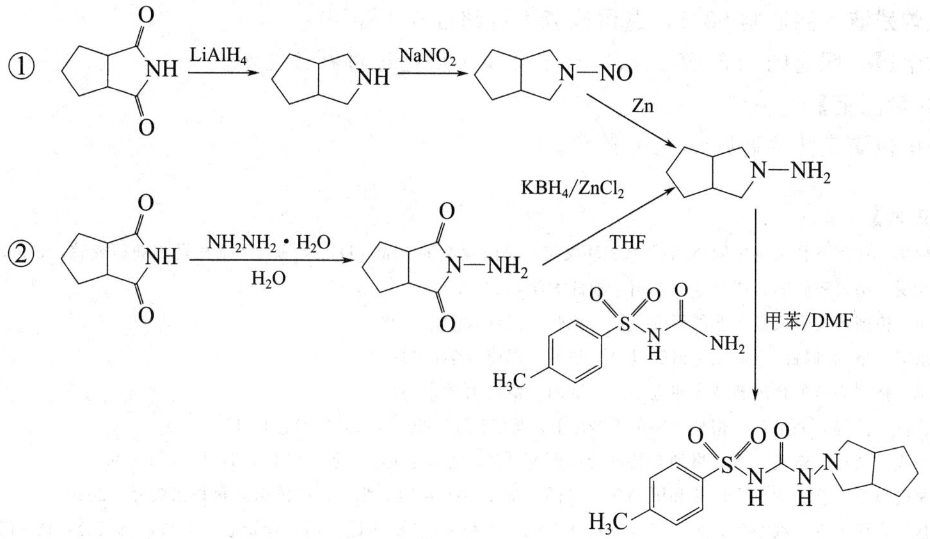

① LiAlH₄ ... NaNO₂ ... N—NO ... Zn ... N—NH₂ ... KBH₄/ZnCl₂ THF

② NH₂NH₂·H₂O / H₂O ... N—NH₂

甲苯/DMF

三、合成方法设计

1. 合成方案设计

通过文献对比，改进后的合成路线（路线②）步骤少、原料廉价易得、污染少、条件温和易操作，适合工业生产。因此，本实验选择改进后的合成方法，路线如下：

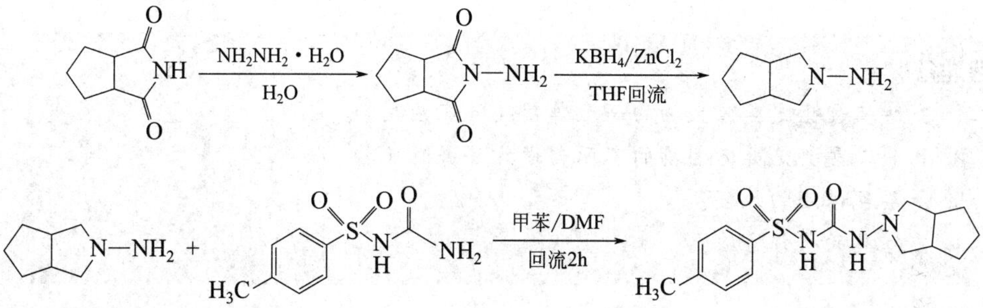

$\xrightarrow[\text{H}_2\text{O}]{\text{NH}_2\text{NH}_2 \cdot \text{H}_2\text{O}}$ $\xrightarrow[\text{THF回流}]{\text{KBH}_4/\text{ZnCl}_2}$

N—NH₂ + → $\xrightarrow[\text{回流2h}]{\text{甲苯/DMF}}$

参照文献（参考文献附后）所述的合成方法，按以上路线设计实验方案完成本实验。

2. 鉴别、检查与含量测定

【鉴别】

(1) 紫外-可见分光光度法（通则 0401）测定。

(2) 红外光吸收图谱应与对照的图谱（光谱集 629 图）一致。

【检查】

有关物质　照高效液相色谱法（通则 0512）试验。杂质提示：1-(3-氮杂双环[3.3.0]辛基)-3-邻甲苯磺酰脲（杂质Ⅰ）。

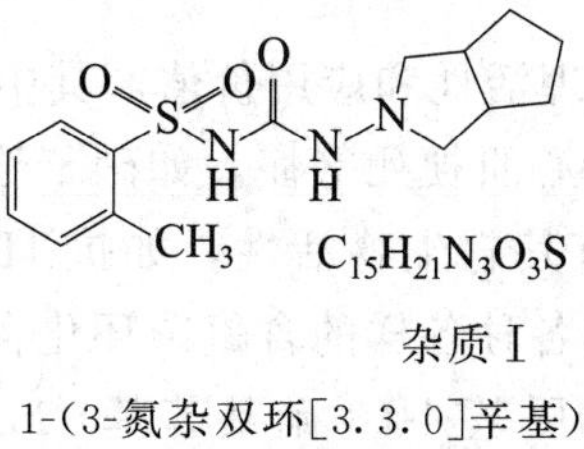

$C_{15}H_{21}N_3O_3S$　分子量：323.41

杂质Ⅰ

1-(3-氮杂双环[3.3.0]辛基)-3-邻甲苯磺酰脲

干燥失重　照通则 0831，减失重量不得超过 1.0%。

炽灼残渣 照通则 0841，遗留残渣不得超过 0.1%。

重金属 照通则 0821 第二法，含重金属不得超过百万分之十。

【含量测定】

照电位滴定法（通则 0701）测定。

【参考文献】

[1] 张柯华. 格列齐特关键中间体顺式-1,2-环戊烷二甲酰亚胺的合成 [D]. 上海：上海医药工业研究院，1998.

[2] 梅光明. 格列齐特的合成 [D]. 杭州：浙江大学，2005.

[3] 刘妍. 格列齐特合成新工艺的研究 [D]. 杭州：浙江大学，2008.

[4] 刘永宽. 格列齐特的合成工艺研究 [D]. 郑州：郑州大学，2010.

[5] 林沅. 格列齐特的合成新技术研究 [D]. 济南：济南大学，2013.

[6] 赵武群，范铮，刘加庚. 格列齐特的合成 [J]. 浙江化工，2014，45（10）：15-19.

[7] 刘小成，余丹，李翔，等. 格列齐特的合成研究 [J]. 化学与生物工程，2014，31（7）：47-49.

[8] 国家药典委员会. 中华人民共和国药典：二部 [M]. 2020 年版. 北京：中国医药科技出版社，2020.

[9] 林建广，何大伟，杜小华，等. 格列齐特新合成工艺研究 [J]. 中国医药工业杂志，2017，48（2）：154-156.

（余海峰　湖北科技学院）

实验三十　1,4-二氢吡啶类衍生物的合成

> **预习准备**
>
> 1. 1,4-二氢吡啶类衍生物的药理作用及临床应用。
>
> 2. 1,4-二氢吡啶类衍生物的不同合成方法并作比较。
>
> 3. 薄层色谱法的原理。
>
> 4. 重结晶的操作方法。

一、实验目的

1. 通过查阅现有文献，让学生熟悉 Hantzsch 环合法合成 1,4-二氢吡啶类衍生物的原理及操作条件。

2. 掌握薄层色谱法跟踪反应的操作方法。

3. 初步引导并训练学生自行设计实验方案，并分离与提纯含产物的混合物。

二、实验原理

1. 药物简介

1,4-二氢吡啶类衍生物具有广泛的生理活性和应用价值，其中最重要的是临床上作为钙离子通道阻滞剂治疗冠脉痉挛、高血压、心肌梗死等症，如硝苯地平、尼卡地平和尼莫地平等。作为药物或药物中间体，它们还具有其它生物活性，如抗 HIV、抗菌、抗惊厥、抗肿瘤、神经保护、辐射防护，也可用于合成各种各样的含氮杂环化合物。

本实验目标化合物化学名为：2,6-二甲基-4-(3-硝基苯基)-1,4-二氢吡啶-3,5-二羧酸二乙酯，化学结构式为：

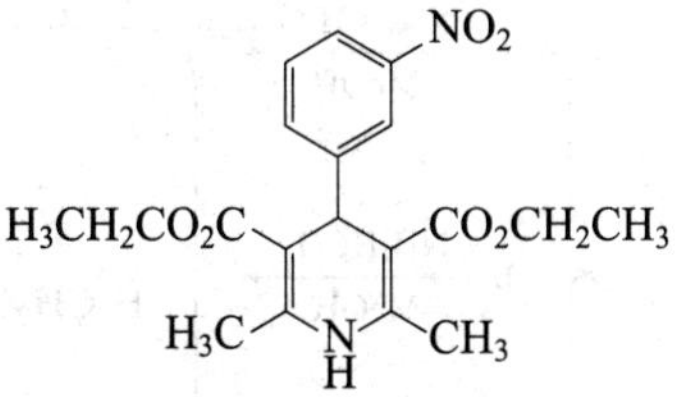

本品为黄色无臭无味的结晶粉末，熔点为 162～164℃，无吸湿性，极易溶于丙酮、二氯甲烷、氯仿，溶于乙酸乙酯，微溶于甲醇、乙醇，几乎不溶于水。

2. 合成路线

合成 1,4-二氢吡啶类衍生物的传统方法是采用经典的 Hantzsch 环合反应，即以芳香或脂肪醛、β-羰基酸酯（甲酯或乙酯）和氨水（或胺）为原料，经过多组分"一锅法"反应得到。

除传统的 Hantzsch 环合法，基于 α,β-不饱和烯酮、烯酮胺、炔、二烯体和 β-硫代酰胺酮等简单易得的多功能合成砌块，一些新合成方法如 Hantzsch-like、串联反应、C-H 活化、环加成和分子内环合反应等也取得了一些进展，可以用来合成结构不对称的 1,4-二氢吡啶类衍生物，解决了 Hantzsch 环合反应仅能合成结构对称的 1,4-二氢吡啶类衍生物的不足。

① 传统 Hantzsch 反应：

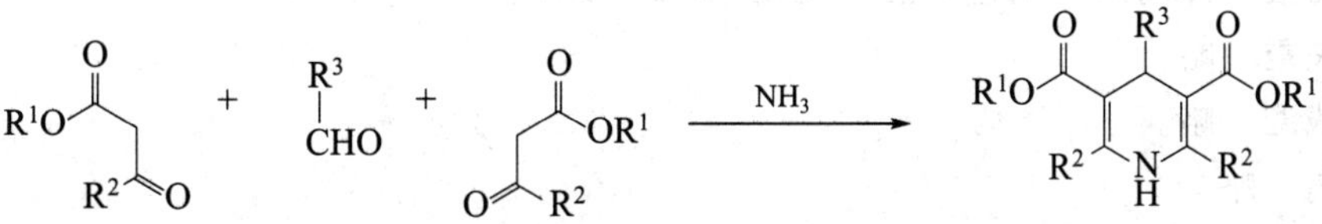

② 新策略：

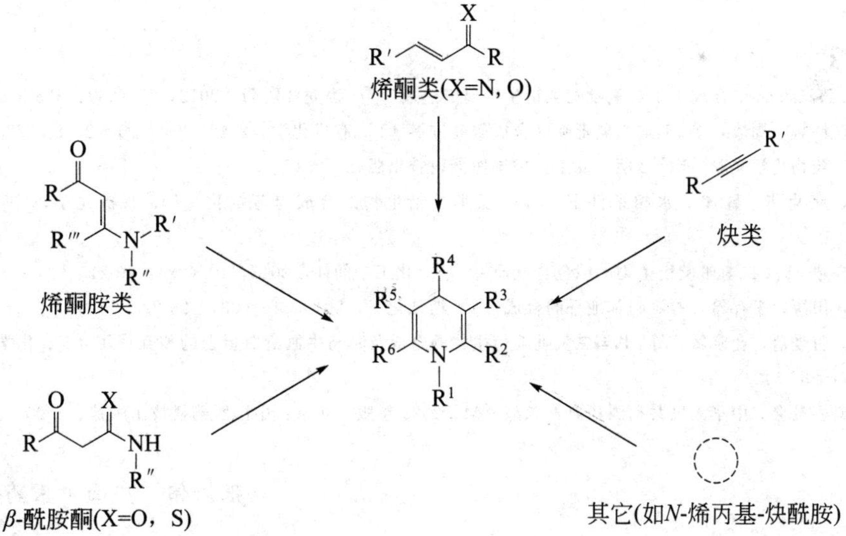

三、合成方法与设计

1. 合成方案设计

通过对目标化合物的结构分析及文献合成方法对比，本实验可选择采用经典的 Hantzsch 环合反应，合成路线步骤少、原料廉价易得。具体路线如下：

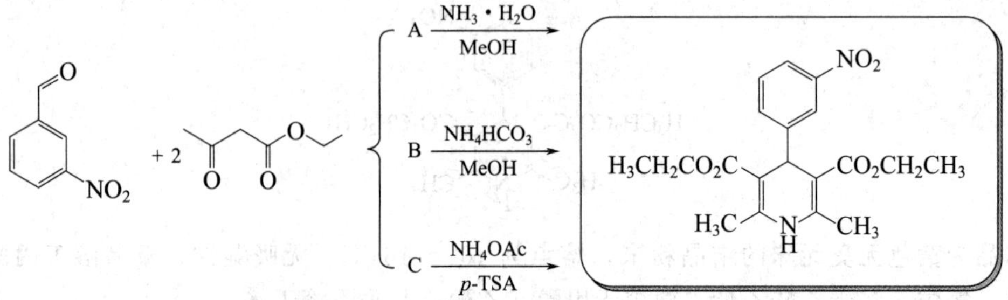

近年来，浓氨水（方法 A）已经逐渐被更加清洁的固体铵盐，如碳酸氢铵（方法 B）或醋酸铵（方法 C）等代替，使得反应条件大大改善。因此，可参照文献（参考文献附后）所述的合成方法，按以上路线设计实验方案完成本实验。

2. 鉴别、检查与含量测定

【鉴别】

（1）标准物 TLC 对照法。

（2）核磁共振光谱法。

（3）熔点测定法。

【检查】

有关物质　照高效液相色谱法（通则 0512）试验。

干燥失重　略。

炽灼残渣　略。

重金属　略。

【含量测定】

电位滴定法（通则 0701）测定。

【参考文献】

[1]　邢志华 . Hanstzch 法合成 1,4-二氢吡啶类衍生物研究进展 [J]. 黑龙江医药，2012，25（04）：535-536.

[2]　鲁玲玲，许辉，周攀，等 . 1,4-二氢吡啶的合成研究进展 [J]. 有机化学，2016，36（12）：2858-2879.

[3]　孙铁民 . 药物化学实验 [M]. 2 版 . 北京：中国医药科技出版社，2017.

[4]　夏静静，张克华，鞠俊 . 水相条件下 1,4-二氢吡啶衍生物的合成与芳构化 [J]. 有机化学，2009，29（11）：1849-1852.

[5]　冯芸，齐建 . 1,4-二氢吡啶衍生物的绿色合成研究 [J]. 化工中间体，2013，10（08）：20-21.

[6]　李公春，田源，李存希，等 . 硝苯地平的合成 [J]. 浙江化工，2015，46（03）：26-29.

[7]　洪利明，唐爱清，谢晓敏，等 . 1,4-二氢吡啶衍生物的合成及其与牛血清白蛋白的相互作用 [J]. 化学通报，2018，81（06）：537-542.

[8]　国家药典委员会 . 中华人民共和国药典：二部 [M]. 2020 年版 . 北京：中国医药科技出版社，2020.

（张振伟　广西中医药大学）

附　录

一、重要的实验方法

1. 液体化合物的分离与提纯方法

有机合成产生的液体化合物的分离纯化一般采用蒸馏法。根据待分离组分和理化性质的不同，蒸馏可以分为简单蒸馏和精馏（分馏）；根据装置系统内的压力不同又可分为常压和减压蒸馏。对于沸点差极小的组分分离或对产物纯度要求极高的分离，则可应用高真空技术。

2. 固体化合物的提纯方法

化学合成药物的纯度和质量是关系到人身安危的重大问题。为了获得高纯度的药品，对最终成品及关键中间体必须进行提纯和精制。固体物质一般采用结晶（重结晶、分级结晶等）或升华的方法进行纯化。

3. 常用色谱方法

色谱（又称层析）是一种物理的分离方法。它的分离原理是使混合物中各组分在两相间进行分配，其中一相是不动的，称为固定相，另一相是携带混合物流过此固定相的流体，称为流动相。当流动相中所含混合物经过固定相时，就会与固定相发生作用。由于各组分在性质和结构上有差异，与固定相发生作用的大小、强弱也有差异，因此在同一推动力作用下，不同组分在固定相中的滞留时间有长有短，从而按时间先后的次序从固定相中流出。这种借助在两相间分配差异而使混合物中各组分分离的技术，称为色谱法。

（1）薄层色谱

薄层色谱（TLC）是一种简单实用的实验技术，属固液层析。

一般薄层色谱的固定相是硅胶或氧化铝，属吸附层析。在层析过程中，吸附剂对样品中各组分的吸附力不同，当展开剂流过时，各组分被展开剂从吸附剂上解析下来的难易程度不同，从而造成各组分移动时的速度不同，进而达到分离的目的。

薄层色谱可以用来分离混合物、鉴定精制化合物、测量混合物中各组分的含量、测定样品纯度。其展开时间短，数分钟就能达到分离目的，分离效率高，还可用制备板分离几毫克到几百毫克的样品。在药物合成实验中，薄层色谱还常用来跟踪反应进程和确定反应的终点。薄层色谱特别适用于挥发性小的化合物以及在高温下化学性质不稳定的化合物的分析。

（2）柱层析色谱

柱层析色谱是通过层析柱来实现分离的，主要用于大量化合物的分离。层析柱内装有固体吸附剂，也就是固定相，如氧化铝或硅胶等。液体样品从柱顶加入，在柱的顶部被吸附剂吸附，然后从柱的顶部加入有机溶剂（也就是展开剂）进行洗脱。由于吸附剂对各组分的吸附能力不同，各组分以不同速度下移，被吸附较弱的组分在流动相里的含量较高，以较快的速度下移。各组分随溶剂按一定顺序从层析柱下端流处，分段收集流出液，再用薄层色谱来鉴定各组分。

柱层析的分离条件可以套用该样品的薄层色谱条件，分离效果亦相同。

（3）纸层析色谱

纸层析是以滤纸为载体，用一定的溶剂系统展开而达到分离、分析目的的层析方法。此法可用于定性，亦可用于分离制备微量样品。纸层析的原理是分配层析。滤纸是载体，水为固定相，展开剂为流动相。试样在固定相与流动相之间连续抽提，依靠溶质在两相间的分配系数不同而达到分离的目的。物质在两相之间有固定的分配系数，在纸层析色谱上也有固定的比移值（R_f）。

纸层析色谱法在一般操作时，将待试样品溶于适当溶剂，点样于滤纸一端，另用适当挑选的溶剂体系，从点样的一端通过毛细现象向另一端展开。展开完毕，滤纸取出阴干，以适当显色剂显色，即得纸层析色谱。样品层析往往用 R_f 来表示某一化合物在纸层析色谱中的位置。

（4）高效液相色谱

高效液相色谱（HPLC）是一种具有高灵敏度、高选择性的高效、快速分离分析技术，广泛应用于医药分析的各个领域。在药品质量控制如主要成分的定性定量分析、杂质的限量检查和测定、稳定性考察、药物合成反应的监测、药物体内过程和代谢动力学研究、中药的成分研究及人体内源活性物质的测定中，HPLC 都是重要的分析手段。

例如，β肾上腺素受体拮抗剂类药物均为手性分子的外消旋体，其对映异构体的药效学差异显著。近年来在这些药物的对映体选择性 HPLC 分析方法研究上取得了令人瞩目的进展。常见的 HPLC 手性拆分方法有手性固定相直接拆分法、手性试剂衍生化法和手性流动相添加法。

4. 光学异构药物的拆分

药物的立体结构与生物活性密切相关。含手性中心的药物，其对映体之间的生物活性往往有很大的差异。研究表明药物立体异构体药效学差异的主要原因是它们与受体结合的差异。

近年来人们对光学异构体间的药效有了长足的认识，以单一对映体供药用已引起各方面的重视，今后的新药研制将日益朝着单一对映体药物的方向发展。

对映异构体的药物一般可以通过不对称合成或拆分方法得到。然而就目前医药工业生产而言，尚未有成熟的不对称合成方法用于药物的大量生产，因此，拆分仍然是获得手性药物的重要方法。常用的光学异构药物的拆分方法包括以下四种。

（1）播种结晶法

在外消旋体的饱和溶液中加入其中一种纯的单一光学异构体（左旋或右旋）结晶，使溶液对这种异构体成过饱和状态，然后在一定温度下该过饱和的旋光异构体优先大量析出结晶，迅速过滤得到单一光学异构体。再往滤液中加入一定量的消旋体，则溶液中另一种异构体达到饱和，经冷却过滤后得到另一个单一光学异构体，经过如此反复操作，连续拆分便可以交叉获得左旋体和右旋体。

播种结晶法的优点是不需用光学拆分剂，因此原料消耗少、成本低。而且该法操作较简单、所需设备少、生产周期短、母液可套用多次、拆分产率高。但该法仅适用于两种对映体晶体独立存在的外消旋混合物的拆分，对大部分只含一个手性碳原子的互为对映体的光学异构药物，无法用播种结晶法进行拆分。另外，播种结晶法拆分的条件控制也较麻烦，制备过饱和溶液的温度和冷却析晶的温度都必须通过实验加以确定，拆分所得的光学异构体的光学纯度不高。

（2）形成非对映异构盐法

对映异构体一般都具有相同的理化性质，用重结晶、分馏、萃取及常规色谱法不能分离。而非对映异构体的理化性质有一定差异，因此利用消旋体的化学性质，使其与某一光学活性化合物（即拆分剂）作用生成两种非对映异构盐，再利用它们的物理性质（如溶解度）不同，将他们分离，最后除去拆分剂，便可以得到光学纯的异构体。目前国内外大部分光学活性药物，均用此法生产。

（3）酶拆分法

利用酶对光学活性异构体选择性的酶解作用，使外消旋体中的一个光学异构体优先酶解，而另一个难酶解，后者被保留而达到分离的目的。

（4）色谱拆分法

利用气相和液相色谱可以测定光学异构体纯度，进行实验室少量样品制备，推断光学异构体的构型和构象等。

二、普通有机溶剂中英文对照及其沸点、密度

溶　剂		沸点/℃	密度/g·mL^{-1}
中文名称	英文名称		
乙醇	Ethanol	78	0.80
乙酸	Acetic Acid	118	1.05
甲醇	Methanol	65	0.79
乙醚	Ether	35	0.71
乙酸乙酯	Ethyl Acetate	77	0.90
苯	Benzene	88	0.88
甲苯	Toluene	111	0.87
间二甲苯	*m*-Xylene	139	0.87
石油醚	Petroleum Ether	30～60	0.63
丙酮	Acetone	56	0.79
三氯甲烷	Chloroform	61	1.48
四氯化碳	Carbon Tetrachloride	77	1.59
吡啶	Pyridine	115	0.98
四氯呋喃	Tetrahydrofuran	65	0.99
环己烷	Cyclohexane	81	0.78
正丁醇	Butyl Alcohol	117	0.81
四氢呋喃	Tetrahydrofuran	66	0.89
氯苯	Chlorobenzene	132	1.11
二甲基亚砜	Dimethyl Sulfoxide	189	1.10

三、实验室常用溶剂的提纯、干燥、贮藏

溶剂类别	处理方法
乙醇	镁屑和碘回流，与氧化钙一同回流并蒸出。加入新活化的3A分子筛并贮藏于小瓶中
二甲基亚砜	CaH_2 搅拌过夜，然后减压分馏。加入新活化的分子筛贮藏于瓶中，并注明日期
吡啶	将吡啶与氢氧化钾一同回流，然后隔绝潮气蒸出备用，干燥的吡啶吸水性很强，保存时应将容器口用石蜡封好
酰胺类	加入 CaH_2 回流，减压蒸出，否则容易分解。加入新活化的分子筛贮藏与瓶中，并注明日期
烷烃类	首先用浓硫酸洗涤几次以除去烯烃，水洗，$CaCl_2$ 干燥，必要时用钠丝或 P_2O_5 干燥，蒸馏。贮存于带塞试剂瓶中
芳香烃类	$CaCl_2$ 干燥，必要时用钠丝或 P_2O_5 干燥，蒸馏。贮存于带塞的试剂瓶中

四、实验室常用干燥剂的分类和特性

分类	干燥剂	适用的物质或条件	不适用的物质或条件	特点	使用方法
金属	Na	烷烃、芳烃、醚类	卤代烃、酸、酚、醇、酯、醛、酮	干燥能力强，但在表面易覆盖 NaOH，导致效果下降，脱水能力低	切成薄片或压成细丝，放入待干燥溶剂中，回流，蒸馏不能蒸干
金属氢合物	CaH_2	烃类、卤代烃、醚类、三级胺类、DMSO、吡啶	醛、酮、羧酸	脱水容量大，处理方便	加入待干燥溶剂中，回流，蒸馏时不能蒸干
	$LiAlH_4$	醚类	卤代烃、酸、酚、醇、酯、胺、醛、酮、酰胺、酰氯、硝基化合物、环氧化合物	能同时分解待干燥溶剂中伯醇、羰基化合物、过氧化物	加入待干燥溶剂中，回流，蒸馏时不能蒸干
中性干燥剂	Na_2SO_4 $MgSO_4$ $CaSO_4$	几乎全部溶剂	Na_2SO_4 不适用于33℃以上，$MgSO_4$ 不适用于48℃以上	$NaSO_4$ 脱水容量大，脱水速度慢；$MgSO_4$ 脱水容量小，脱水速度快；$CaSO_4$ 脱水容量小，脱水力强，脱水速度快	加入待干燥溶剂中
	$CuSO_4$	乙醇、苯、乙醚等	甲醛	无水物为白色，水合物为蓝色	加入待干燥溶剂中
	$CaCl_2$	烃类、卤代烃、醚类、中性气体	醇、胺、氨基酸、酰胺、酮、酯、酸	吸水速度慢，30℃以下生成六水合物，脱水容量大	加入待干燥溶剂中
	活性氧化铝	烃类、卤代烃、醚类、吡啶		能够同时除去醚类中的过氧化物，吸收能力强	做成填充柱，让溶剂通过
	蓝色硅胶	几乎全部固体和气体物质		脱水能力强，无水时显蓝色，吸水后显粉色	在干燥器中使用
	分子筛	卤代烃、醚类、丙酮、吡啶、THF、DMF、DMSO		随着干燥时间延长，脱水能力显著提高	加入待干燥溶剂中

分类	干燥剂	适用的物质或条件	不适用的物质或条件	特点	使用方法
碱性干燥剂	KOH NaOH	胺类等碱性有机物、中性或碱性气体	酸类、酚类、酯、酰胺类、醛酮	脱水能力强,脱水速度快	加入待干燥溶剂或干燥器中
	CaO	胺类等碱性有机物	酸类、酚类、酯、酰胺类、醛、酮	脱水速度快	加入待干燥溶剂或干燥器中
	K₂CO₃ Na₂CO₃	胺类等碱性有机物、醇、酯、腈类	酸类、酚类	脱水速度慢	加入待干燥溶剂或干燥器中
酸性干燥剂	H₂SO₄	中性气体、Br₂	醇、酸性物质、酯类	吸水速度快,吸水容量大	加入干燥器中
	P₂O₅	烃类、卤代烃、酸酐、卤代芳烃、中性气体	碱性物质、醇类、酮类、胺、酰胺、丙酮	吸水速度快,吸水容量大	加入干燥器中

五、常见的试药

试药系指在药典中供各项试验用的试剂,但不包括各种色谱用的吸附剂、载体与填充剂。除生化试剂与指示剂外,一般常用的化学试剂分为基准试剂、优级纯、分析纯与化学纯四个等级,选用时可参考下列原则:

① 标准滴定液用基准试剂;

② 制备滴定液可采用分析纯或化学纯试剂,但不经标定直接按称重计算浓度的,则应采用基准试剂;

③ 制备杂质限度检查用的标准溶液,采用优级纯或分析纯试剂;

④ 制备试液与缓冲液等可采用分析纯或化学纯试剂。

一水合碳酸钠 （Na₂CO₃·H₂O,分子量:124.00）

本品为白色斜方晶体;有引湿性,加热至100℃失水;在水中易溶,在乙醇中不溶。

一氧化铅 （PbO,分子量:223.20）

本品为黄色至橙黄色粉末或结晶;加热至300~500℃时变为四氧化三铅,温度再升高时又变为一氧化铅;溶于热的氢氧化钠溶液、醋酸或稀硝酸溶液中。

乙腈 （CH₃CN,分子量:41.05）

本品为无色透明液体;微有醚样臭;易燃;与水或乙醇能任意混合。

乙酰丙酮 （CH₃COCH₂COCH₃,分子量:100.12）

本品为无色或淡黄色液体;微有丙酮和醋酸的臭气;易燃;与水、乙醇、乙醚或三氯甲烷能任意混合。

乙酰苯胺 （C₈H₉NO,分子量:135.16）

本品为有光泽的鳞片结晶,有时为白色粉末,微有灼烧味,约在95℃挥发,在乙醇、三氯甲烷、乙醚、丙酮和热水中易溶,在水中微溶,在石油醚中几乎不溶。

乙酰氯 （CH₃COCl,分子量:78.50）

本品为无色液体;有刺激性臭;能发烟,易燃;对皮肤及黏膜有刺激性;遇水或乙醇引起剧烈分解;在三氯甲烷、乙醚、苯、石油醚或冰醋酸中溶解。

乙酸乙酯 （CH₃COOC₂H₅,分子量:88.11）

本品为无色透明液体;与丙酮、三氯甲烷或乙醚能任意混合,在水中溶解。

乙酸丁酯 [$CH_3COO(CH_2)_3CH_3$，分子量：116.16]

本品为无色透明液体；与乙醇或乙醚能任意混合，在水中不溶。

乙酸甲酯 (CH_3COOCH_3，分子量：74.08)

本品为无色透明液体；与水、乙醇或乙醚能任意混合。

乙酸戊酯 ($CH_3COOC_5H_{11}$，分子量：130.19)

本品为无色透明液体；有水果香味；易燃；与乙醇或乙醚能任意混合，在水中微溶。

乙醇 (C_2H_5OH，分子量：46.07)

本品为无色透明液体；易挥发，易燃；与水、乙醚或苯能任意混合。

乙醚 ($C_2H_5OC_2H_5$，分子量：74.12)

本品为无色透明液体；具有麻而甜涩的刺激味，易挥发，易燃；有麻醉性；遇光或久置空气中可被氧化成过氧化物。

乙醛 (CH_3CHO，分子量：44.05)

本品为无色液体；有窒息性臭；易挥发；易燃；易氧化成醋酸；久置可聚合使液体产生浑浊或沉淀现象；与水、乙醇、三氯甲烷或乙醚能任意混合。

二乙胺 [$(C_2H_5)_2NH$，分子量：73.14]

本品为无色液体；有胺样特异性臭；强碱性；具有腐蚀性；易挥发、易燃；与水或乙醇能任意混合。

二甲苯 [$C_6H_4(CH_3)_2$，分子量：106，17]

本品为无色透明液体；为邻、间、对三种异构体的混合物；具有特异性臭；易燃；与乙醇、三氯甲烷或乙醚能任意混合，在水中不溶；沸程为 137～140℃。

二甲基亚砜 [$(CH_3)_2SO$，分子量：78.14]

本品为无色黏稠液体；微有苦味；有强引湿性；在室温下遇氯能发生猛烈反应；在水、乙醇、丙酮、三氯甲烷、乙醚或苯中溶解。

二苯胺 [$(C_6H_5)_2NH$，分子量：169.23]

本品为白色结晶；有芳香臭；遇光逐渐变色；在乙醚、苯、冰醋酸或二硫化碳中溶解，在水中不溶。

醋酐 [$(CH_3CO)_2O$，分子量：102.09]

本品为无色透明液体；与三氯甲烷、乙醚或冰醋酸能任意混合，与水混溶成醋酸，与乙醇混溶生成乙酸乙酯。

醋酸 ($C_2H_4O_2$，分子量：60.05)

本品为无色透明液体；含 C_2H_4O 36%～37%（g/g）；与水、乙醇与乙醚能任意混合，在二硫化碳中不溶。